STUHL-YOGA

Verbessern Sie Ihre Kraft, Flexibilität und Haltung und schaffen Sie gleichzeitig einen glücklichen Gemütszustand.

OLIVIA BURNS

Fit for Immer

© Copyright 2021 - Alle Rechte vorbehalten

Der Inhalt dieses Buches darf ohne schriftliche Genehmigung des Autors oder des Herausgebers nicht reproduziert, vervielfältigt oder übertragen werden.

Unter keinen Umständen wird eine Schuld oder rechtliche Verantwortung gegen den Herausgeber oder Autor für Schäden, Entschädigung oder Geldverluste aufgrund der in diesem Buch enthaltenen Informationen, weder direkt noch indirekt, übernommen.

Rechtliche Hinweise:

Dieses Buch ist urheberrechtlich geschützt. Es ist nur für den persönlichen Gebrauch. Sie dürfen keinen Teil oder den Inhalt dieses Buches ohne Zustimmung des Autors ändern, vervielfältigen, verkaufen, verwenden, zitieren oder umschreiben.

Haftungsausschluss:

Bitte beachten Sie, dass die in diesem Dokument enthaltenen Informationen nur zu Bildungs- und Unterhaltungszwecken dienen. Alle Anstrengungen wurden unternommen, um genaue, aktuelle, zuverlässige und vollständige Informationen zu präsentieren. Es werden keine Garantien jeglicher Art erklärt oder impliziert. Die Leser erkennen an, dass der Autor keine rechtlichen, finanziellen, medizinischen oder professionellen Ratschläge erteilt. Der Inhalt dieses Buches stammt aus verschiedenen Quellen. Bitte konsultieren Sie einen Fachmann, bevor Sie die in diesem Buch beschriebenen Techniken anwenden.

Durch das Lesen dieser Lektüre erklärt sich der Leser damit einverstanden, dass der Autor unter keinen Umständen für direkte oder indirekte Schäden verantwortlich ist, die durch die Verwendung der in diesem Dokument enthaltenen Informationen entstehen, einschließlich, jedoch nicht ausschließlich von Fehlern, Auslassungen oder Ungenauigkeiten.

INHALTSVERZEICHNIS

Einleitung 4

Kapitel 1: Die ersten Schritte mit Stuhl-Yoga 8

Warum Stuhl-Yoga? 8

Was Sie benötigen: 8

Allgemeine Vorteile 9

Kapitel 2: Die körperlichen Vorteile von Stuhl-Yoga 12

Verbessert Flexibilität und Mobilität 12

Verbessert Körperhaltung 13

Stärkt Ihr Herz 13

Kapitel 3: Die geistigen Vorteile von Stuhl-Yoga 14

Meditation 14

Bedeutung für andere Lebensbereiche 16

Holen Sie das Beste aus Yoga heraus 17

Kapitel 4: Aufwärmen 18

Bereiten Sie Ihren Körper vor 18

Bereiten Sie Ihren Geist vor ... 18

Wie lange man jede Pose hält 20

Bereit loszulegen 21

Kapitel 5: Leitfaden für Anfänger 22

Kuh und Katzen Pose 24

Vorbeuge 27

Seitlicher Twist 30

Dinge, die Sie sich merken sollten 32

Kapitel 6: Leitfaden für Fortgeschrittene 33

Vorbeuge mit Twist 34

Taube im Sitzen mit Twist 38

Herabschauender Hund 42

Dinge, die Sie sich merken sollten 44

Kapitel 7: Fortgeschrittener Leitfaden 45

Fuß-zu-Sitz-Pose 46

Krieger I 48

Rückwärtsbeuge 50

Dinge, die Sie sich merken sollten 52

Kapitel 8: Cool Down 53

Savasana 53

Namaste 54

Fazit und Zusammenfassung 55

Literaturverzeichnis 58

EINLEITUNG

Yoga wird seit Tausenden Jahren von Menschen aus allen Gesellschaftsschichten praktiziert. Wenn Sie an Yoga denken, stellen Sie sich vielleicht eine Matte vor, ein paar Blöcke, und die Leute reihen sich auf, um den herabschauenden Hund zu machen, und tatsächlich, das ist eine Variante, es zu tun. Wie bei allem gibt es jedoch viele Möglichkeiten, eine Kunst zu praktizieren. Offensichtlich gibt es keine „richtige" Art von Yoga. Mit ein wenig Variation kann jeder Yoga üben, solange Sie den Stil finden, der für Sie funktioniert.

Yoga ist eine Praxis, die im alten Indien begann. Es ist ein prominenter Aspekt in den Religionen in der östlichen Welt, da es einen Fokus auf Spiritualität und inneres Leben gibt. Yoga ist dafür bekannt, eine Disziplin zu sein, weil es viel

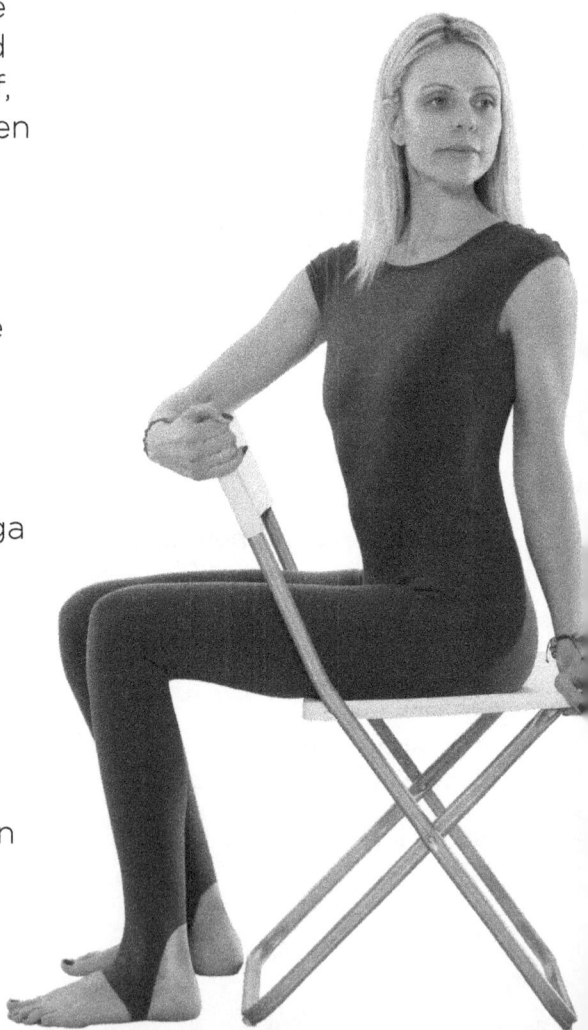

EINLEITUNG

braucht, um den Geist zu klären und seine Vorteile zu spüren. Es folgen eine Reihe von Posen, in denen Sie Ihren Geist auf Ihr Inneres fokussieren. Indem Sie regelmäßig versuchen, die Posen zu erreichen und den Geist von externen Ablenkungen zu befreien, werden Sie feststellen, dass Sie sich auch in Ihrem täglichen Leben viel ruhiger fühlen. Stuhl-Yoga funktioniert auf die gleiche Weise. Der Hauptunterschied besteht darin, dass es die weniger Mobilen mehr anspricht. Sie bleiben auf einem Stuhl sitzen und üben sitzende Körperposen, während Sie sich gleichzeitig auf Ihre Atmung konzentrieren und den Geist freimachen.

In einem Zeitalter zu leben, das sich so auf Technologie und soziale Medien konzentriert, kann es einfach sein, sich auf die Couch zu setzen und stundenlang nicht aufzustehen. Wir leben auch in einer Zeit, in der Büroarbeitsplätze reichlich vorhanden sind. Auch wenn es so einfach wirkt, den ganzen Tag zu sitzen, ist es sehr anstrengend für Ihren Körper. Aufgrund dieser Faktoren stehen viele Menschen vor Problemen in Bezug auf Mobilität, Energieniveau, Atemnot, Überdenken, Stress und mehr. Das bedeutet, dass Menschen jeden Alters von Stuhl-Yoga profitieren können! Obwohl es eine offensichtliche Hilfe für Senioren darstellt, gibt es auch klare Vorteile für Kinder, Jugendliche und Erwachsene, die den ganzen Tag an ihren Telefonen, Computern oder anderen Maschinen sitzen.

Obwohl es seit dem frühen 20. Jahrhundert, vor 1945, Autos gibt, war die Idee, dass jeder ein einzelnes Auto besitzt, fremd (Bronson et al., 2005). Dies machte den Spaziergang zu den lokalen Ortschaften zu

EINLEITUNG

einem Haupttransportmittel. Obwohl es heute schwer vorstellbar ist, zu den meisten Orten zu Fuß zu gehen, war es eine der einfachen Tatsachen des Lebens für die meisten Menschen, die vor dem 20. Jahrhundert lebten. Angesichts der Tatsache, dass heute mehr Menschen im Auto sitzen, insbesondere diejenigen, die weit zu ihrem Arbeitsplatz pendeln (um dann den ganzen Tag an einem Schreibtisch zu sitzen), sowie des beitragenden Verkehrsfaktors, der die Sitzzeiten verlängert, kann dies auf die Gründe für den Rückgang der Mobilität jüngerer Altersgruppen in der modernen Gesellschaft hinweisen. Offensichtlich gibt es zahlreiche andere Ursachen für diesen Rückgang der Mobilität, und die unterschiedlichen Lebensstile zwischen heute und vor über fünfzig Jahren können ein Beweis dafür sein.

Im Jahr 2000 wurde von The Behaviour Risk Factor Surveillance System (BRFSS) eine Studie durchgeführt, in der eine Reihe von Fragen an zweitausend Menschen aus allen fünfzig US-Bundesstaaten gestellt wurden. Auf die Frage: „Haben Sie im letzten Monat an körperlichen Aktivitäten wie Laufen, Sport, Golf, Gartenarbeit oder Gehen für Sport teilgenommen?", sagten nur 26,2 % der Befragten „Ja" (Bronson et al., 2005). Diese Zahl sollte viel höher sein, da täglich 30 Minuten Bewegung empfehlenswert ist. Wenn Sie in diese 26,2 % fallen, sollten Sie Stuhl-Yoga versuchen. Obwohl es nicht körperlich anstrengend ist, wird es Ihnen helfen, Ihr Herz in Schwung zu bringen und Ihre versteiften Muskeln zu strecken.

Egal, ob Sie ein Senior sind, ein Teenager, der viel fernsieht, oder ein Erwachsener, der den ganzen Tag in einem Büro arbeitet, Sie können von diesem Buch profitieren! Es sollte keine negative Ergänzung für Ihr Leben sein. Vielmehr kann Stuhl-Yoga einen positiven

EINLEITUNG

Einfluss, sowohl auf Ihre körperliche Gesundheit als auch Ihre Denkweise haben.

Es ist wichtig zu beachten, dass jeder Mensch anders ist und die Fähigkeiten einer Person nicht die eines jeden anderen widerspiegeln. Dieses Buch bietet Einblicke, Ermutigung und dient als Leitfaden in die Welt des Stuhl-Yoga. Ich werde auf die verschiedenen Variationen für jede Pose eingehen, die es Ihnen ermöglichen, die Haltung auszuwählen, die Sie auf die richtige Weise herausfordert. Davon abgesehen, ist dies kein allwissender Guide zum Yoga. Sie kennen sich besser als jeder andere, also machen Sie alles in Ihrem Tempo und überschreiten Sie nicht Ihre persönlichen Grenzen.

KAPITEL 1
DIE ERSTEN SCHRITTE MIT STUHL-YOGA

Bevor es in die Körperhaltung geht, gibt es ein paar Dinge, die Sie vorher wissen sollten!

WARUM STUHL-YOGA?

Stuhl-Yoga ist viel entgegenkommender für diejenigen, die mit Ihrer Mobilität kämpfen. Es erfordert nicht, dass Sie von Ihrem Stuhl aufstehen (es sei denn, Sie tun dies absichtlich für eine Pose). Es ist eine großartige Möglichkeit, den Körper in Bewegung zu bringen, auch wenn Sie körperliche Probleme haben, die Bewegung und Aktivität erschweren können.

WAS SIE BENÖTIGEN:

Der Name ist Programm. Alles, was Sie brauchen, ist (Überraschung!) einen Stuhl. Es ist tatsächlich die bequemste Form der Bewegung (oder Entspannung), weil Sie die Möglichkeit haben, es auf einem komfortablen Stuhl zu tun. Idealerweise benötigen Sie einen Stuhl ohne Armlehnen, da es einige Posen geben wird, bei denen Sie Ihre Beine zur Seite strecken oder von einer anderen Seite des Stuhls in die Pose gehen müssen. Offensichtlich liegt die Art des Stuhls, den Sie verwenden, definitiv bei Ihnen, und wenn Sie sich mit Armlehnen an den Seiten stabiler und wohler fühlen, ist das auch in Ordnung!

Abgesehen von einem Stuhl wird empfohlen, bequeme Kleidung zu tragen, um die Bewegungen zu maximieren.

Stretchige Kleidung, die atmungsaktiv ist und Ihnen ermöglicht, sich frei zu bewegen, ist perfekt! Ein weiterer Tipp ist, barfuß zu bleiben. Dies dient dazu, einen festen Halt auf dem Boden zu erhalten, um ein Verrutschen auf dem Boden zu vermeiden.

ALLGEMEINE VORTEILE

Es gibt zahlreiche Vorteile, die mit Yoga einhergehen.

- **Sie können Stuhlyoga überall üben.**

Solange es einen Stuhl gibt, gibt es eine Möglichkeit, Stuhl-Yoga zu üben! Genau so einfach ist das. Wenn Sie in Ihrem Büro festsitzen, Überstunden machen und Sie einfach nur eine Auszeit wollen, nehmen Sie

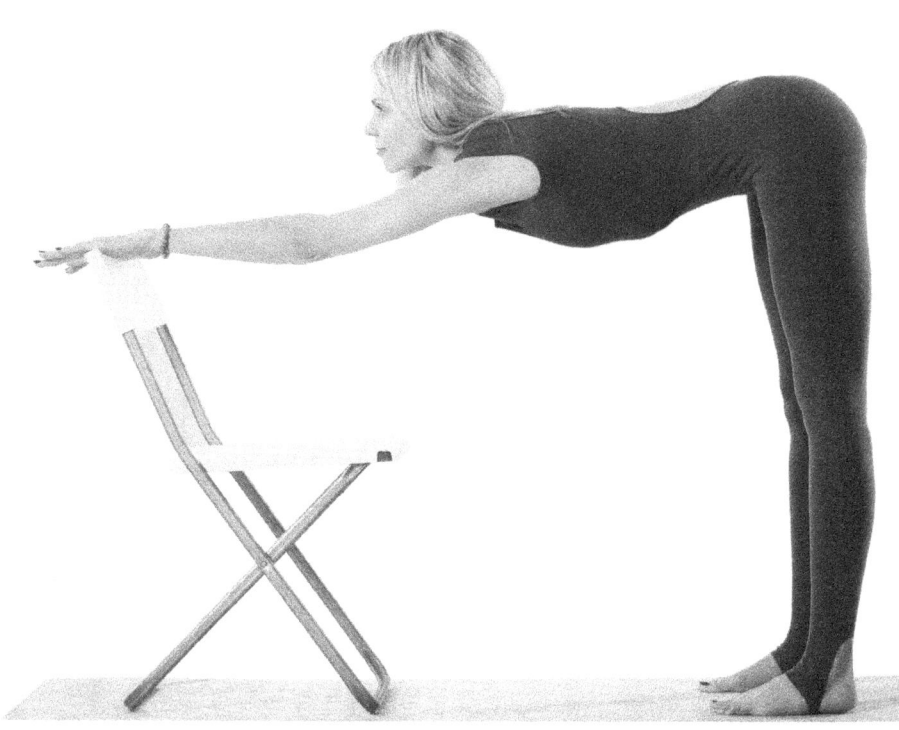

sich eine Sekunde Zeit für sich selbst. Während Sie auf Ihrem Stuhl sitzen bleiben, können Sie die Pause einlegen, die Sie brauchen, ohne das Büro verlassen zu müssen. Dasselbe gilt, wenn man eine Fernsehsendung schaut. Sogar im Beifahrersitz des Autos, gibt es Posen, die Sie ausprobieren können!

Hinsetzen muss nicht heißen, dass Sie sich ausruhen müssen. Maximieren Sie Ihre Sitzzeit und nutzen Sie sie zu Ihrem Vorteil!

- **Sie verbessern Ihren Schlaf.**

Da Yoga eine meditative Praxis ist, kann es helfen, den Geist von negativen oder aufdringlichen Gedanken zu befreien, die Sie spät in der Nacht wachhalten können. Im Bett zu liegen und sich überfordert zu fühlen, kann Ihrem Schlafplan sehr abträglich sein. Da kommt Yoga ins Spiel. Yoga zu einem Teil Ihrer nächtlichen Routine zu machen, kann helfen, diese Stressfaktoren zu beseitigen und gleichzeitig Ihren Schlaf zu verbessern.

Nicht nur geistig kann Yoga Ihrer Schlafroutine helfen, aber es ist auch eine körperliche Praxis. Da Sie Muskeln benutzen und Ihren Körper auf eine Weise bewegen, wie Sie es normalerweise nicht tun, kann es Sie müder machen! Eines meiner Lieblingsgefühle ist es, nach einem langen Tag körperlicher Anstrengung ins Bett zu fallen, bereit für eine solide Nachtruhe.

- **Unterstützt und lindert Stress, Wut, Trauer usw.**

Ähnlich wie beim Letzteren kann Yoga den Geist reinigen und den Stress des Tages lindern. Im Durchschnitt haben Menschen maximal sechzigtausend Gedanken pro Tag. Das ist unglaublich überwältigend und kann je nach Gedanke immense Mengen unterschiedlicher Emotionen verursachen. Aus diesem Grund kann Yoga nützlich sein. Es hat sich gezeigt, dass es den mentalen Zustand verbessert, wenn Sie eine bestimmte Zeit einplanen, um diese Sorgen loszulassen. In einer anderen Studie wollte das International Journal of Yoga sehen, welche Bedeutung Yoga für die psychische Gesundheit von Menschen haben kann (Ramanathan et al., 2017). Sie gaben Yoga-Programme an vierzig ältere Häftlinge, die zweimal pro Woche eine Stunde Yoga praktizierten. Die Ergebnisse zeigten, dass Yoga bei der Verringerung signifikanter Symptome von Angstzuständen und Depressionen bei Erwachsenen half.

Dieser Studie zufolge, wird es jetzt empfohlen, Yoga eines beliebigen Stils mindestens zweimal pro Woche, für einige Wochen durchzuführen. Wenn Sie eine positive Veränderung bemerken, machen Sie weiter, und wenn Sie das Gefühl haben, dass es Ihnen nicht viel hilft, schauen Sie sich einen anderen Yoga-Stil an.

In den folgenden zwei Kapiteln werden wir uns eingehender mit den körperlichen und geistigen Vorteilen von Stuhl-Yoga befassen.

KAPITEL 2

DIE KÖRPERLICHEN VORTEILE VON STUHL-YOGA

Auch wenn Yoga eine verhältnismäßig beruhigende Praxis ist, ist es dennoch eine Praxis, die die Bewegung des Körpers miteinbezieht. Es ist nicht das körperlich anstrengendste, aber es kann definitiv, abhängig von der Körperhaltung und Ihren persönlichen Mobilitätsfähigkeiten, hart sein. Da es sich um eine körperliche Praxis handelt, gibt es körperliche Vorteile, die mit ihr einhergehen! Sehen wir uns diese einmal an.

VERBESSERT FLEXIBILITÄT UND MOBILITÄT

Laut Healthline ist Flexibilität „die Fähigkeit eines Muskels, sich passiv oder ohne Engagement zu strecken" (Walters, 2020). Aus diesem Grund ist es unglaublich wichtig, Ihr ganzes Leben lang eine gute Flexibilität zu bewahren: Es begrenzt die Anzahl der Tränen, Schmerzen und Unannehmlichkeiten, mit denen Sie Ihr ganzes Leben lang zu tun haben. Je mehr Sie Ihre Muskeln in Bewegung bringen, desto weniger Schmerzen haben Sie als Reaktion auf bestimmte unnatürliche Bewegungen. Natürlich wird es einige Zeit dauern, sich daran zu gewöhnen, aber auf lange Sicht werden Sie die Haltungen finden, von denen Sie immens profitieren werden! Wenn Sie ein Senior oder jemand sind, der den ganzen Tag an einem Schreibtisch sitzt, ist Stuhl-Yoga ein guter Ausgangspunkt, um an der Flexibilität zu arbeiten. Dies liegt daran, dass Yoga bedeutet, den Körper auf eine Weise zu bewegen, die im täglichen Leben nicht üblich ist. Wenn Sie sich auf diese neuen Arten bewegen, wird Ihr Körper gestärkt, wodurch Sie im Allgemeinen flexibler und beweglicher werden. Auch wer aktiv ist, kann vom Yoga stark profitieren. Bei einer solchen Belastung Ihrer Muskeln durch Sport oder anderen körperlichen Aktivitäten ist es wichtig, den Muskeln Zeit zu geben, sich auszuruhen, zu erholen und zu regenerieren. Ihre Muskeln können heilen und wachsen, indem Sie sie nach einem körperlich anstrengenden Tag sanft trainieren. Egal, aus welchem Lebensbereich Sie kommen, Yoga ist ein großartiger Weg, um die Beweglichkeit und Agilität Ihres Körpers zu verbessern.

VERBESSERT KÖRPERHALTUNG

Eine gute Körperhaltung während des gesamten Lebens kann Nacken- und Rückenschmerzen reduzieren sowie den Blutkreislauf ankurbeln und regulieren. In diesem Sinne ist Yoga eine bekannte Aktivität, die Ihre Körperhaltung verbessert, weil es einen Fokus darauf gibt, Ihren Rücken gerade und den Kopf nach oben zu halten. Dies liegt daran, dass die Atmung ein notwendiges Zentrum der Konzentration im Yoga ist, und um einen vollen Atemzug zu machen, müssen Sie in der Lage sein, Ihr Zwerchfell zu füllen. Dies gelingt am besten durch eine gerade sitzende (oder stehende) Haltung. In Kapitel 5 beginnen wir mit den Anfängerposen, und Sie können sich selbst von der Wichtigkeit eines geraden Rückens überzeugen.

Die Arbeit an der Haltung dieser aufrechten Position kann dazu beitragen, Ihre Körperhaltung drastisch zu verbessern und die Kunst des Yoga zu beherrschen!

STÄRKT IHR HERZ

Beim Yoga geht es darum, den Geist zu entspannen und Ihren Körper in Bewegung zu bringen. Eine Kombination dieser beiden Dinge können das Herz stärken. Obwohl Sie sich vielleicht nicht viel bewegen, pumpt Ihr Blut dennoch durch Ihren Körper, und dies wird bei regelmäßigem Training Ihren gesamten Blutfluss verbessern! Yoga ist auch bekannt dafür, Ihren Blutdruck, Glukose und Cholesterinspiegel zu senken (The Yoga-Heart Connection, ND)! Eine Kombination aus gleichmäßiger Atmung und Körperhaltungen, die Ihr Herz in Schwung bringen, ist die Art und Weise, wie Sie zukünftige Krankheiten bekämpfen, die durch das Herz verursacht werden.

KAPITEL 3
DIE GEISTIGEN VORTEILE VON STUHL-YOGA

Waren Sie jemals in einer unter hohem Druck stehenden Situation, in der Sie von jemand anderem aufgefordert wurden, „tief durchzuatmen"? Dies liegt daran, dass „tiefe, langsame Atmung mit ruhigeren Gemütszuständen verbunden ist, weil sie dazu beiträgt, das parasympathische Nervensystem zu aktivieren" (Harvard Health, 2021). Diese tiefen Atemzüge können helfen, den Geist wieder zu zentrieren und sich auf die anstehende Aufgabe zu konzentrieren. Dies ist Hauptidee von Yoga!

Obwohl Yoga eine körperliche Praxis ist, in der Sie Ihren Körper in Bewegung bringen, ist es auch ein geistiges Training. Es funktioniert so, dass Ihr Geist dabei in der Lage ist, einen höheren Bewusstseinszustand zu erreichen. Sie, der Yogi, sind in der Lage, vollkommen präsent zu werden. Welche mentale Praxis ist gemeint? Meditation.

MEDITATION

Meditation ist eine faszinierende und delikate Kunst, mit der man Stille in sich selbst findet. Es ist ein Prozess, um Frieden und Konzentration in Ihrem Geist wiederzugewinnen. Indem Sie diesen Zustand der Entspannung erreichen, können Sie den Geist beruhigen, Ihren Tagesfokus neu ausrichten, das Atmen erleichtern und vieles mehr.

Viele der östlichen Welt-Religionen, einschließlich des Hinduismus, Buddhismus, Sikhismus usw., nutzen Komponenten der Meditation in ihrer alltäglichen Religionspraxis. Damit beginnt die Wurzel der Meditation, die heute ein allgemein praktiziertes Phänomen ist.

KAPITEL 3: DIE GEISTIGEN VORTEILE VON STUHL-YOGA

Indem man seinen Fokus neu zentrieren kann, kann man im Laufe des Tages viel mehr erreichen. Vielleicht fühlen Sie sich oft überwältigt von Ihrer langen Liste an To-dos. Der Tag ist zu kurz, und Sie haben nur wenig Zeit, um in Kürze etwas zu erreichen. Wenn es dunkel wird, merken Sie dann jedoch, dass Sie nicht in der Lage waren, alles zu beenden, wodurch Sie sich entmutigt und wie ein Versager fühlen.

Meditationspraxis kann Ihnen durch diese stressigen und schwierigen Momente helfen. Das liegt daran, dass ein paar Minuten Ihres Tages, um sich wieder mit sich selbst zu verbinden, Ihnen viele Vorteile verschaffen können. Ich weiß, ich weiß, es ist schwer, sich etwas Zeit für sich selbst zu nehmen, wenn man sie nicht hat, aber es erweist sich wirklich als hilfreich. Laut Healthline wurde nach der Durchführung einer 8-wöchigen Studie nachgewiesen, dass durch tägliche Meditation Stressreaktionen und Erkrankungen wie Entzündungen, RDS, PTBS, Angstsymptome usw. reduziert wurden (Thorpe, 2020). Sie verglichen zwei Gruppen von Menschen: Eine Gruppe erhielt ein achtsamkeitsbasiertes Stressreduktionsprogramm, welches sich auf die psychische Gesundheit konzentriert, und die andere ein Gesundheitsverbesserungsprogramm, welches sich auf die körperliche Gesundheit konzentriert. Die Ergebnisse deuteten darauf hin, dass die erste Gruppe, die das SRP erhält, mehr Vorteile und Stressabbau erzielte.

In einer anderen Studie unterzogen sich 47 Menschen, die alle mit chronischen Schmerzen lebten, einem 8-wöchigen Meditationsprogramm. Sie alle erlebten die Vorteile der Meditation. Ihre Schmerzen verringerten sich und diejenigen, die psychische Erkrankungen wie Depressionen und Angstzustände bekämpften, berichteten, dass Meditation ihre psychischen Zustände verbesserte (Thorpe, 2020).

Sie fragen sich vielleicht, was das mit Yoga zu tun hat? Yoga ist ein großartiges Werkzeug, um Meditation zu erreichen. Ohne Meditation kann Yoga wenig bewirken. Indem Sie die körperlichen Bewegungen des Yoga

KAPITEL 3: DIE GEISTIGEN VORTEILE VON STUHL-YOGA

---

einbeziehen, ist Ihr beschäftigter Geist in der Lage, seine Gedanken so umzulenken, dass sie sich auf Ihre Atmung konzentrieren. Wenn es um Yoga geht, helfen die Posen dabei, Ihren Atem zu fokussieren. Während sich Ihre Atmung je nach Haltung beschleunigt, hilft es Ihnen, den Geist darauf zu konzentrieren, tief durch die Nase ein und den Mund auszuatmen, um diesen meditativen Zustand zu erreichen. Diese Fokussierung ist die Grundlage für die Meditation. Sobald Sie beginnen, den Geist zu zentrieren, fangen Sie an, einen tieferen Bewusstseinszustand zu erreichen. Letztendlich ist es das Ziel der Meditation, sich vollends im Moment zu befinden und mit sich selbst zu sein. Weil wir ständig über die Dinge nachdenken, die wir erledigen müssen, zukünftige Ereignisse antizipieren oder Dinge bereuen, die bereits getan wurden, ist es schwierig, wirklich im gegenwärtigen Moment zu leben. Um den Geist zu klären, müssen wir unsere Konzentration auf etwas Statisches umlenken, wie unsere Atmung.

BEDEUTUNG FÜR ANDERE LEBENSBEREICHE

Meditation kann Ihnen nicht nur bei Yoga helfen, sondern die Kunst der fokussierten Atmung und Konzentration kann Ihnen auch in vielen anderen Bereichen Ihres Lebens helfen! Zum Beispiel, wenn Sie sich in einer stressigen Situation befinden, ist es leicht für Ihren Geist, von irrationalen Gedanken und viel Stress eingenommen zu werden. In diesem Szenario ist es wichtig, innezuhalten und sich eine Sekunde Zeit zu nehmen, um die Augen zu schließen und die Box-Atmung zu üben. Es kann Ihrem rationalen Verstand helfen, wieder herauszukommen und Ihnen durch die Situation zu helfen, die Sie beunruhigt oder überfordert.

Die Kunst der Meditation kann auch Ihren Schlaf verbessern. Nach einem langen Tag, wenn Sie sich endlich bereit machen, sich ins Bett zu legen, können Sie von Tausenden Gedanken geplagt werden, die Sie an alles erinnern, was noch zu tun ist. Dies kann sehr lästig und stressig werden und Ihren Schlaf gefährden.

Laut SleepFoundation wird empfohlen, dass Erwachsene durchschnittlich 7-9 Stunden Schlaf pro Nacht erhalten. Es wurde jedoch festgestellt, dass etwa 25,2 % der Amerikaner weniger als sieben Stunden pro Nacht erhalten (Suni, 2021). Eine Möglichkeit, den Geist nachts zu klären und zu diesem empfohlenen Zielbereich des Schlafes zu gelangen, ist das Üben von abendlichem Yoga.

Diesen Teil Ihrer nächtlichen Routine zu machen, wird dazu beitragen, den Geist zu entspannen und neu zu fokussieren und Sie auf eine gute Nachtruhe vorzubereiten.

HOLEN SIE DAS BESTE AUS YOGA HERAUS

Bei Yoga dreht sich alles um Entspannung, Revitalisierung und Verjüngung. Es ist eine großartige Möglichkeit, den beschäftigten Geist zu beruhigen. Auf diese Weise werden Sie sich geistig wie neu fühlen. Da es sowohl eine körperliche als auch eine geistige Erfahrung ist, ist Yoga eine großartige Möglichkeit, aktiv zu werden und gleichzeitig daran zu arbeiten, den Stress des Tages in Zeiten, in denen man nicht darüber nachdenken muss, von sich wegzuschieben. Es ermöglicht Ihnen, in der Gegenwart zu leben und Ihre Konzentration auf die fünf Sinne zu konzentrieren.

Um das Beste aus Yoga herauszuholen, müssen Sie wirklich bereit sein, es auszuprobieren. Es mag anfangs schwer sein, die Bewegungen ernst zu nehmen oder diese tiefen Einatmungen und Ausatmungen so laut auszuführen, dass Ihr Atem kilometerweit entfernt gerochen werden kann. Anfangs wird es sich lächerlich anfühlen, aber sobald Sie angefangen haben und alles geben, werden Sie die Vorteile verstehen.

Seien Sie mutig und zuversichtlich! Das Schlimmste, was passieren kann, ist, dass die Pose nicht gut zu Ihnen passt und Sie eine Alternative finden, die funktioniert! Und dann können Sie sich mutig, selbstbewusst und komfortabel fühlen!

KAPITEL 4
AUFWÄRMEN

Bevor Sie beginnen, ist es wichtig, Ihren Körper und Geist vorzubereiten, um Ihren Komfort und Ihre Entspannung während der gesamten Praxis zu maximieren!

BEREITEN SIE IHREN KÖRPER VOR

Bevor Sie mit Ihrem Stuhl-Yoga beginnen, ist es wichtig, Ihren Körper aufzuwärmen. Dies liegt daran, dass Yoga den Körper herausfordert, indem es Sie in einer Weise bewegt, die sich unnatürlich und abnormal in Bezug auf Ihr tägliches Leben anfühlt. Der beste Weg, dies zu tun, ist, Ihre Handgelenke und Knöchel zu rollen. Drehen Sie sie in Kreisen, um Risse oder Steifheiten frühzeitig aus dem Weg zu räumen. Sie können Ihre Arme im Kreis drehen und Ihren Kopf ebenfalls von einer Seite zur anderen bewegen. Dies sind alles großartige Möglichkeiten, um Ihrem Blut zu ermöglichen, durch Ihren Körper zu fließen, ohne sich vor der Yoga-Praxis zu sehr anzustrengen.

BEREITEN SIE IHREN GEIST VOR

Wie Sie sicher sehen können, ist ein Großteil des Yoga die mentale Seite, die damit einhergeht. Aus diesem Grund ist es wichtig, nicht direkt hineinzuspringen. Wenn Sie einen sehr langen und überwältigenden Tag hatten und plötzlich anfangen, Yoga zu machen, wird es schwer für Sie sein, das zu ignorieren, was im Vordergrund Ihres Geistes steht. Das Aufwärmen des Geistes ist daher sehr wichtig.

Um zu beginnen, atmen Sie tief ein. In diesem Buch werde ich Sie ermutigen, das Atmen mit der Box-Technik zu üben, während wir durch die Posen gehen. Im Grunde bilden Sie eine imaginäre Box mit Ihrer Atmung. Dazu müssen Sie vier Sekunden lang tief einatmen und dann vier Sekunden lang den Atem anhalten. Atmen

Sie die Luft vier Sekunden lang aus und halten Sie dann erneut vier weitere Sekunden lang den Atem an. Wiederholen Sie dies so oft wie gewünscht. Dies ist eine perfekte Atemtechnik, weil sie eine großartige Möglichkeit sein kann, Ihre Gedanken vom Stress Ihres Tages wegzubewegen. Indem Sie die Sekunden zu jedem Atemzug zählen, lenken Sie Ihre Aufmerksamkeit bewusst von Ihrem Tag ab und widmen sich der Praxis, die vor Ihnen liegt.

Nach dieser Box Atmung für ein paar Minuten, werden Sie feststellen, dass Sie viel entspannter und vorbereitet für Stuhl-Yoga sind.

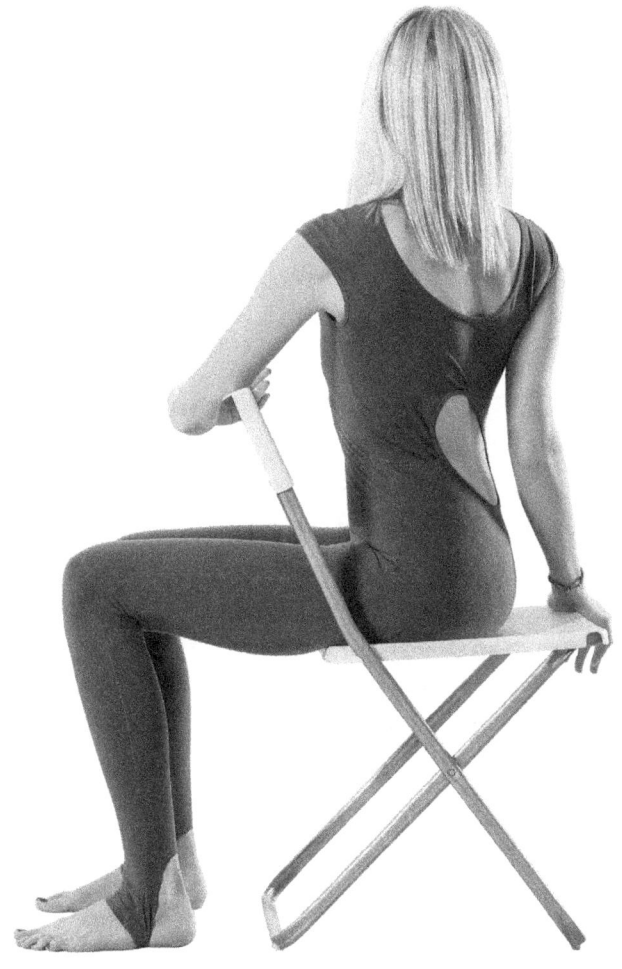

WIE LANGE MAN JEDE POSE HÄLT

Da Yoga sehr atmungsorientiert ist, halten Yogis Posen in Bezug darauf, wie viele Atemzüge sie machen möchten. Im Durchschnitt wird empfohlen, eine Pose für 3-5 Atemzüge zu halten. Dies kann in etwa 30 Sekunden bis zu einer Minute pro Körperhaltung übersetzt werden. Es ist wichtig, daran zu arbeiten, die Posen für eine gewisse Zeit zu halten, weil es Ihnen ermöglicht, Ihre Aufmerksamkeit auf das Atmen zu richten und Ruhe in sich selbst zu finden. Physisch kommen die besten Ergebnisse für Dehnungen, sobald der Muskel für eine Weile in einer neuen Position war, weil es dem Muskel ermöglicht, sich an die Veränderung zu gewöhnen. Muskeln können sehr angespannt werden, wenn Sie sich nicht häufig dehnen. Wenn Sie also anfangen, arbeiten Sie aktiv daran, sie zu dehnen. Der Muskel bleibt angespannt, bis er für eine Weile in der Position ist. Wenn Sie Ihrem Körper also Zeit geben, eine Pose zu halten, können Sie die meisten Vorteile von Yoga erzielen.

Nachdem Sie die Pose für 3-5 Atemzüge gehalten haben, nehmen Sie sich einen Moment Zeit und verlassen Sie Ihre Position. Sitzen Sie gerade mit geschlossenen Augen, atmen Sie tief ein und lassen Sie alles heraus. Es wird empfohlen, die Haltung erneut zu versuchen, sobald Sie bereit sind. Sie werden feststellen, dass das zweite Mal viel einfacher ist. Das liegt daran, dass Ihr Muskel jetzt daran gewöhnt ist, in dieser Position zu sein! Im Laufe Ihrer Reise im Yoga werden Sie feststellen, dass die Posen immer einfacher werden, je mehr sich Ihre Muskeln an diese Haltungen gewöhnen.

BEREIT LOSZULEGEN

Erinnern Sie sich beim Durchlaufen jeder Pose daran, Ihre Aufmerksamkeit auf Ihre Atmung zu richten, wenn Ihr Geist zu wandern beginnt. Im Idealfall sind Yoga und Meditation ein Werkzeug, um den Geist vollständig zu klären. Wir sind jedoch alle Menschen, und das kann unglaublich schwer sein. Wenn Sie anfangen zu bemerken, wie Ihre Gedanken wandern, bringen Sie sie zurück zu Ihrer Atmung und konzentrieren Sie sich auf Ihre Ein- und Ausatmung.

Wie bereits erwähnt, ist Yoga eine Kunst, die von jedem geübt werden kann, solange Sie die richtigen Posen haben. Jede Haltung oder Übung wird mit zwei alternativen Möglichkeiten erklärt, um die Pose einzunehmen. Dies soll sicherstellen, dass es eine Pose für jeden gibt und dass Sie in der Lage sind, eine zu wählen, die für Sie optimal funktioniert. Wenn Sie feststellen, dass die Haltung sich negativ auf Sie auswirkt, oder Sie feststellen, dass Sie die Dehnung nicht spüren, sollten Sie auf jeden Fall die Variationen berücksichtigen. Dazu gehört eine, die die Dehnung erleichtert, sowie eine, die die Dehnung vertieft, um Menschen mit unterschiedlichen Bedürfnissen gerecht zu werden. Probieren Sie als Ausgangspunkt die angegebene Dehnung aus und sehen Sie, wie Sie sich fühlen. Beim Yoga geht es darum, etwas über Ihren Körper zu lernen und sich dessen bewusst zu werden, also ist alles, was Sie tun müssen, um das zu erreichen, großartig!

Denken Sie daran, dass es in Ordnung ist, Pausen einzulegen! Wenn Ihnen etwas zu viel ist, probieren Sie die Variationen aus oder nehmen Sie sich eine Sekunde Zeit, um sich zu sammeln und es erneut zu versuchen. Es ist wichtig zu beachten, dass Yoga nicht schmerzhaft sein sollte. Angespannte Muskeln können Beschwerden und Verspannungen verursachen. Wenn es jedoch eine Bewegung gibt, die starke Schmerzen verursacht, stoppen Sie auf jeden Fall sofort.

KAPITEL 5
LEITFADEN FÜR NFÄNGER

Dieses Kapitel wird großartig sein, für alle, die gerade beginnen, Stuhl-Yoga zu praktizieren. Dies liegt daran, dass die Körperhaltungen nicht viel Bewegung um den Stuhl erfordern.

Diese Haltungen sind ideal für Senioren mit eingeschränkter Mobilität, Erwachsene mit größeren Körperschmerzen und Menschen mit körperlichen Behinderungen, die in ihrer Fähigkeit eingeschränkt sind, vom Stuhl aufzustehen. Ich heiße auch alle anderen herzlich willkommen! Denken Sie daran, dass es Variationen in jeder Pose geben wird, damit Sie die Dehnung maximieren können.

Um in die Haltung zu gelangen, werden wir einatmen, um unseren Körper vorzubereiten, und dann beim Ausatmen werden wir in die volle Pose kommen. Sobald Sie die gewünschte Pose eingenommen haben, halten Sie sie 3–5 Atemzüge lang, um die Vorteile für Körper und Geist zu maximieren.

Versuchen Sie bei jeder Pose, die Augen geschlossen zu halten. Dies soll es Ihnen ermöglichen, sich gezielt auf die Bewegungen zu konzentrieren und visuelle Ablenkungen zu begrenzen. Eine großartige Möglichkeit, dies zu tun, besteht darin, durch die fünf Sinne zu gehen (mit Ausnahme des Sehens). Beobachten Sie, was Sie fühlen, schmecken, riechen, hören. Wenn Sie diese durchlaufen, werden Sie Ihre Aufmerksamkeit auf Ihre Umgebung und nicht auf eine persönliche Ablenkung richten. Konzentrieren Sie sich auf Ihren Atem, während Sie diese Bewegungen machen, dies ist auch ein wichtiger Weg, um sicherzustellen, dass Sie das Beste aus Yoga herausholen.

KAPITEL 5: LEITFADEN FÜR NFÄNGER

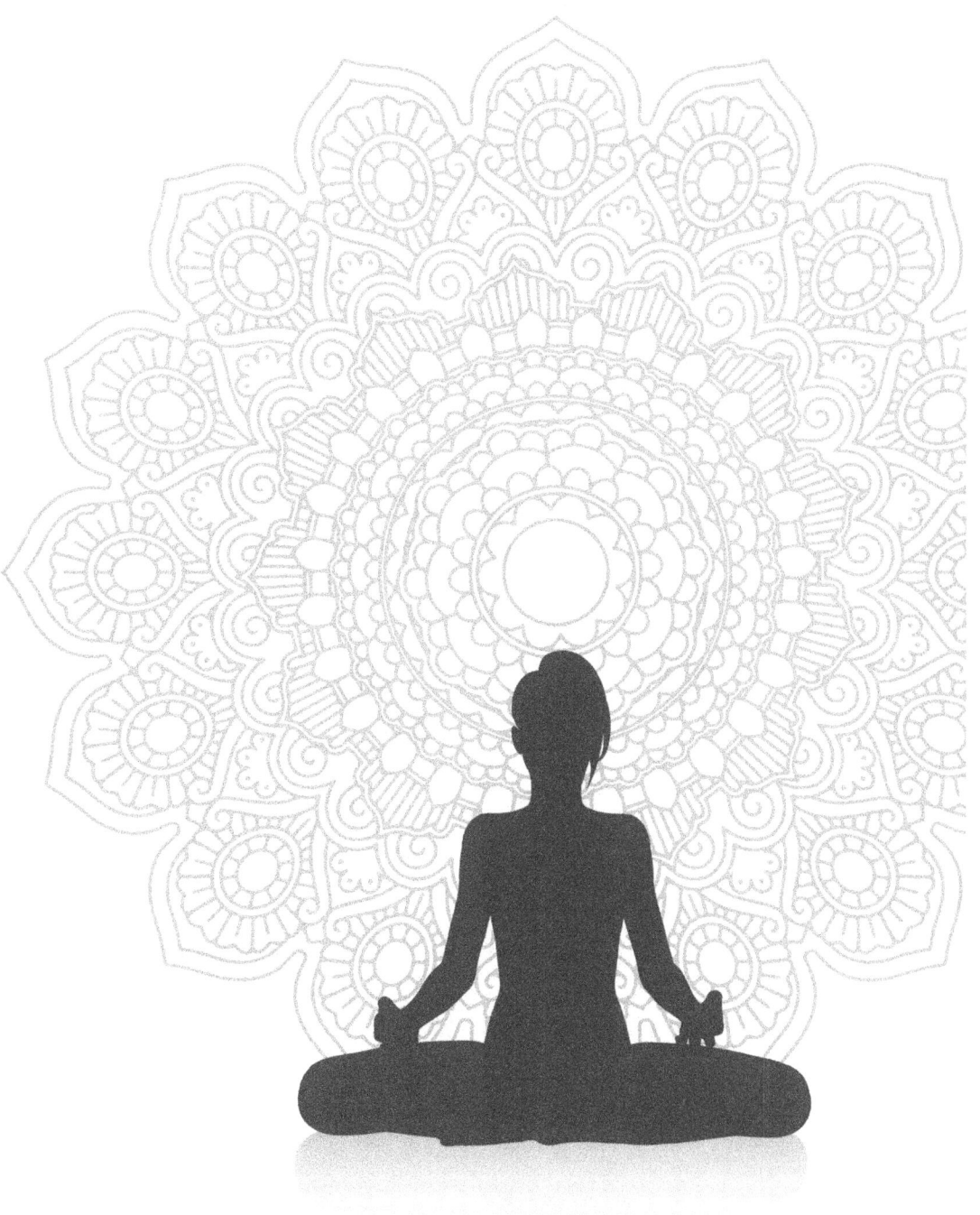

KAPITEL 5: BLEITFADEN FÜR NFÄNGER

KUH UND KATZEN POSE

Dies ist eine klassische Position im Yoga auf Matten und wurde perfekt in eine Pose für den Stuhl angepasst!

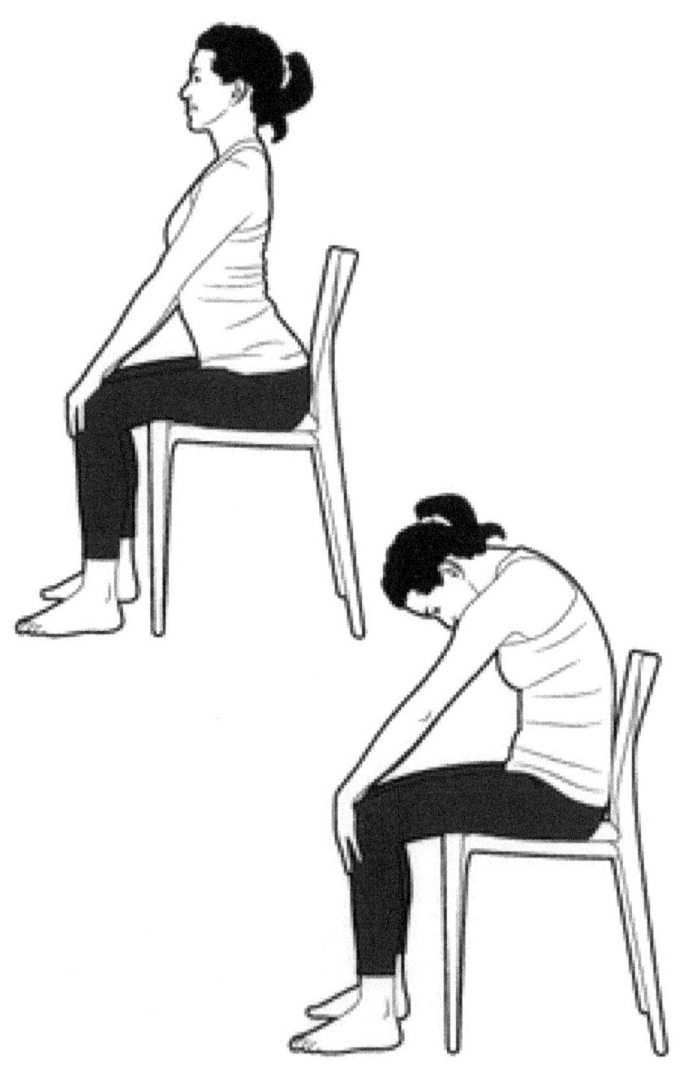

Beginnen Sie mit der Kuh-Pose, stellen Sie Ihre Füße fest auf den Boden und spüren Sie, wie die Erdung und Energie Ihre Wirbelsäule in eine vertikale Position heben. Atmen Sie tief ein und strecken Sie Ihren Rücken. Bringen Sie Ihre Schultern in einer kreisenden Bewegung weiter nach hinten. Heben Sie beim Ausatmen den Kopf an und strecken Sie den Hals aus, um die volle Pose einzunehmen. Atmen Sie einige Male tief ein und aus. Sie sollten diese Dehnung in Schultern, Rücken und Nacken spüren. Achten Sie darauf, die Augen geschlossen zu halten, um den mentalen meditativen Effekt zu maximieren, in den Sie eintreten.

Bei Ihrer nächsten Einatmung rollen Sie Ihre Schultern wieder nach vorn. Runden Sie Ihren Rücken mit den Schultern zusammen nach vorn. Atmen Sie aus, senken Sie Ihren Blick auf den Boden und spüren Sie die Dehnung im Nacken und an der Wirbelsäule. Dies wird als Katzenhaltung bezeichnet, weil der abgerundete Rücken an einen Katzenbuckel erinnert. Halten Sie hier für ein paar Atemzüge.

LEICHTERE VARIANTE

Wenn die Pose von Kuh und Katze zu diesem Zeitpunkt zu anstrengend für Sie ist, setzen Sie sich zunächst einfach gerade in Ihren Stuhl. Stellen Sie sich vor, es gibt eine Schnur, die mit der Ihrem Kopf verbunden ist, und jemand zieht daran. Strecken Sie Ihren Kopf so hoch Sie können. Spüre diese Dehnung im Rücken und lassen Sie Ihren Körper sich an die gerade sitzende Haltung gewöhnen.

Konzentrieren Sie sich auf Ihren Atem, halten Sie Ihren Kopf hoch. Nach ein paar Atemzügen können Sie versuchen, Ihren Kopf zu heben und zu senken, um eine ähnliche Dehnung im Nacken zu spüren, wie in der Kuh- und Katzenposition.

TIEFERE VARIATION

Um die Dehnung der Kuh zu stärken, versuchen Sie, Ihre Schulterblätter so weit wie möglich nach hinten zu bewegen. Sie werden eine Dehnung Ihrer Schulterblätter spüren. Wenn sie nicht weitergehen können, aber sie trotzdem eine tiefere Dehnung spüren möchten, können Sie Ihre Arme hinter Ihnen ausstrecken. Atmen Sie tief ein und versuchen Sie langsam, Ihre Finger und Unterarme, wenn möglich, zu berühren.

Für eine tiefere Katzen-Pose versuchen Sie, Ihren Rücken so weit wie möglich zu runden. Sie können sich sogar in Ihrem Stuhl nach vorn lehnen, um die Dehnung im unteren Rücken zu verstärken.

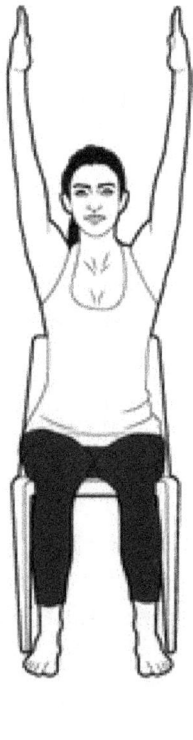
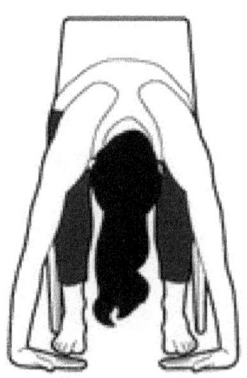

VORBEUGE

Setzen Sie sich für diese Haltung nur auf die vordere Hälfte des Sitzes. Dies bietet Ihnen die größtmögliche Beweglichkeit und Stabilität während der gesamten Bewegung.

Atmen Sie tief ein, strecken Sie den Rücken und bringen Sie die Hände über den Kopf. Sie könnten feststellen, dass es schwierig ist, Ihre Arme gerade nach oben zu strecken. Das liegt daran, dass wir nicht dazu neigen, unsere Arme während unseres täglichen Lebens so hochzuheben. Strecken Sie sie so weit wie möglich bis zum Himmel und spüren Sie es in deinen Oberarmen. Wenn Sie zum Ausatmen bereit sind, beugen Sie sich in Ihren Stuhl nach vorn und kommen Sie in Ihre Position. Beugen Sie Ihren Kopf so weit wie möglich nach vorn, während Sie Ihre Beine in der gleichen Position halten. Lassen Sie Ihre Arme vor sich hängen und greifen Sie nach dem Boden. Halten Sie diese Vorwärtsbeuge für 3–5 volle Atemzüge. Sie sollten spüren, wie diese Haltung Ihren unteren Rücken, Ihre Hüften, Ihren Nacken und Ihre Schultern dehnt!

Wiederholen Sie diese Haltung, indem Sie beim Einatmen Ihren Körper wieder nach oben bringen, Ihre Arme zum Himmel strecken und dann beim Ausatmen Ihren Körper loslassen, indem Sie sich nach vorn beugen.

LEICHTERE VARIANTE

Wenn Sie dies so körperlich anstrengend finden, dass Sie die Entspannung in der Pose nicht finden können, können Sie dieser Variation folgen.

Anstatt Ihre Hände bis zum Himmel zu strecken, verschränken Sie beim Einatmen Ihre Finger und bringen Sie Ihre Hände zur Ruhe auf Ihren Kopf. Dies ermöglicht es Ihnen, die gleiche Dehnung im gleichen Muskel zu spüren, ohne dass Sie Ihre Arme den ganzen Weg hochheben müssen. Es wird immer noch dabei helfen, die

KAPITEL 5: LEITFADEN FÜR NFÄNGER

Schulterblätter zu weiten und sie auf eine Weise zu dehnen, die vielleicht nicht regelmäßig durchgeführt wird. Achten Sie darauf, dass Ihr Rücken beim Einatmen stabil bleibt.

Wenn Sie in die volle Pose kommen, lassen Sie Ihre verriegelten Finger los und bewegen Sie sie vor sich. Hier können Sie den Rücken wölben, um daran zu arbeiten, Ihre Finger weiter von Ihnen wegzubewegen. Diese Variante ermöglicht es Ihnen, Ihren unteren Rücken, die Hüfte, den Nacken, die Schultern zu strecken, ohne sich vollständig nach vorn beugen zu müssen.

TIEFERE VARIATION

Wenn Sie die Dehnung mit der Vorbeuge nicht ganz gespürt haben, besteht eine Möglichkeit, diese Dehnung zu vertiefen, darin, die Finger zu verriegeln und die Handflächen beider Hände beim Einatmen zum Himmel zu richten, um sich auf die Pose vorzubereiten. Dadurch werden Ihre Arme gedreht und Sie erhalten eine andere Art von Dehnung im gleichen Bereich in der Nähe Ihres Oberarms. Sie können auch beginnen, eine Dehnung in Ihren Handgelenken zu spüren, während Sie daran arbeiten, Ihre Handflächen am Himmel zu halten. Achten Sie darauf, Ihre Ellbogen nicht zu verriegeln, wenn Sie nach oben greifen, da diese Art der Überstreckung Gewebeschäden oder langfristige Schmerzen verursachen kann.

Beim Loslassen gibt es zwei Möglichkeiten, wie Sie diese Beuge nach vorn vertiefen können. Eine ermöglicht es Ihnen, Ihre Beine auszustrecken. Anstatt die Beine um 90° zu beugen, strecken Sie sie vor sich aus. Wenn Sie sich nach vorn beugen, spüren Sie eine Dehnung entlang der Rückseite Ihres Beins. Achten Sie darauf, dass Ihre Füße vollständig auf dem Boden stehen. Und, ähnlich wie bei den Ellbogen, halten Sie Ihre Knie aus den gleichen Gründen nicht zusammen. Sie können die Dehnung auch durch die Arme vertiefen. Wenn Sie die Handflächen neben sich auf den Boden legen können, versuchen Sie, sie hinter sich zu bringen. Sie können daran arbeiten, Ihre Hände

KAPITEL 5: LEITFADEN FÜR NFÄNGER

flach auf dem Boden zu halten oder versuchen, nach den Hinterbeinen Ihres Stuhls zu greifen. Dadurch wird die Dehnung in den Schulterblättern, im Nacken und im oberen Rückenbereich betont. Finden Sie hier Stille für ein paar Atemzüge.

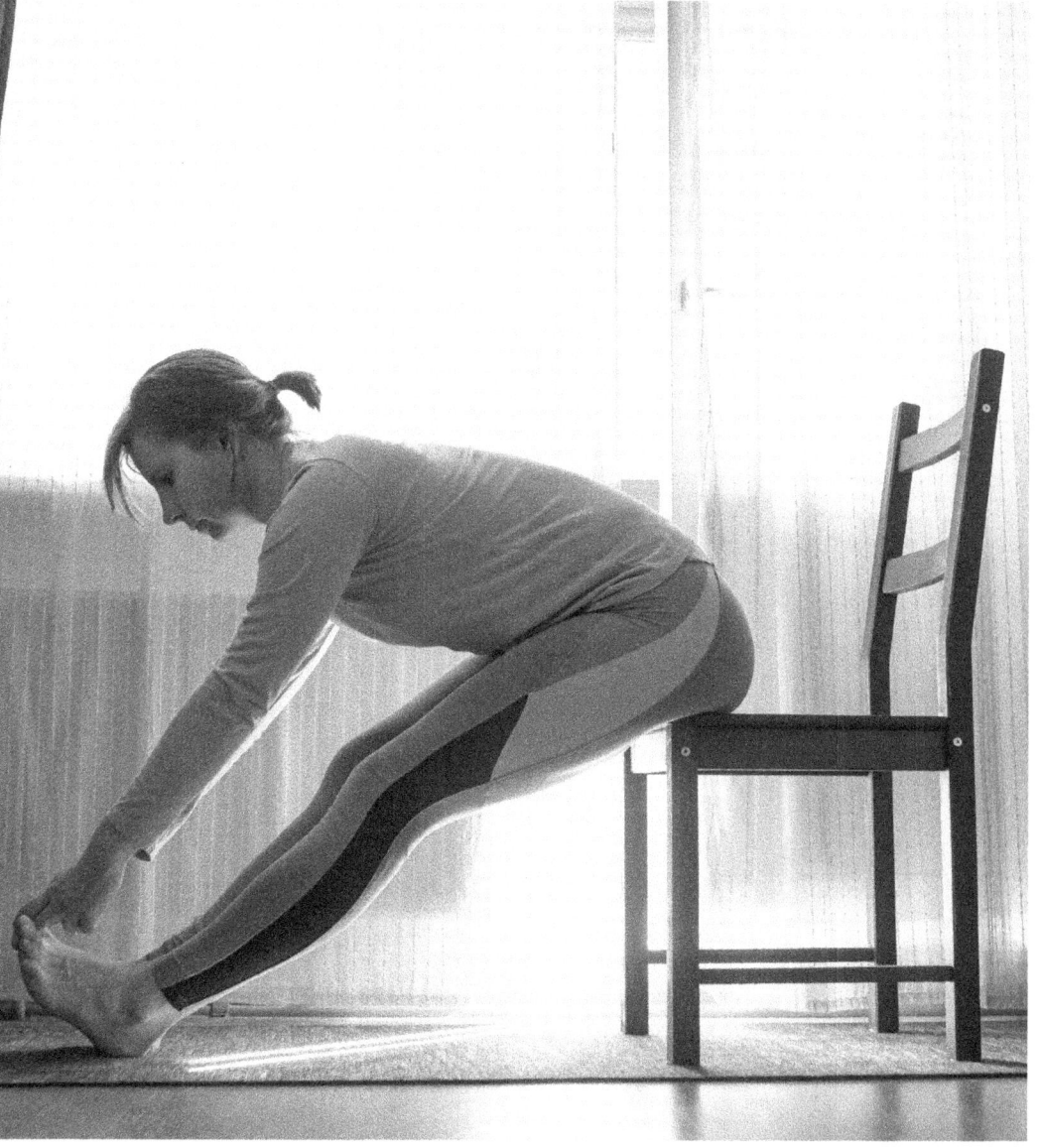

KAPITEL 5: LEITFADEN FÜR NFÄNGER

SEITLICHER TWIST

Für diese Pose drehen Sie Ihre Position auf dem Stuhl so, dass sich die Rückenlehne des Stuhls auf einer Ihrer Seiten befindet. In dieser Abbildung befindet sich die Rückseite auf Ihrer rechten Seite. Atmen Sie tief ein, strecken Sie die Arme seitlich aus und vereinen Sie sie über dem Kopf. Halten Sie die Arme gerade nach oben und spüren Sie die Dehnung in Ihren Oberarmen.

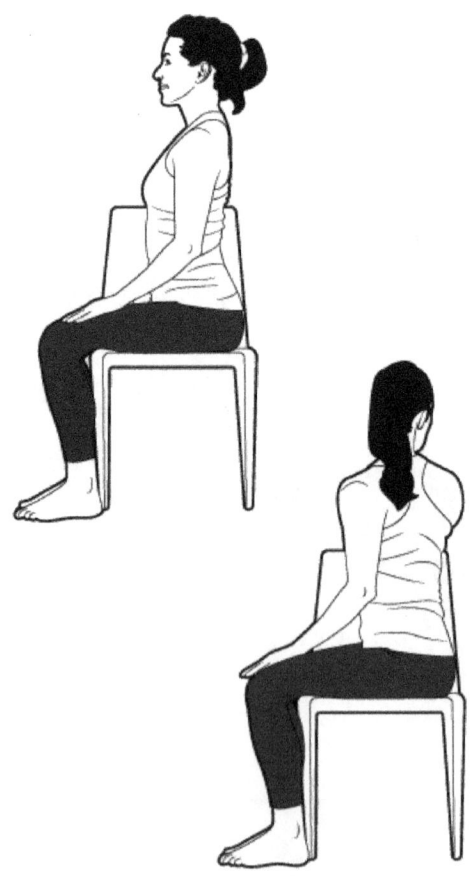

Während Sie ausatmen, drehen Sie Ihren Körper nach rechts. Dazu beugt sich Ihr rechter Arm und ruht auf der Rückenlehne des Stuhls, um Ihre Drehung zu unterstützen. Lassen Sie den linken Arm auf der Außenseite des rechten Beins ruhen. Wenn Sie sich in dieser verdrehten Position befinden, können Sie eine tiefe Dehnung in Ihren Schultern sowie in jedem Teil Ihres Rückens und Ihrer Hüfte spüren! Halten Sie den Kopf gerade in einer Linie mit den Schultern, während Sie sich drehen, um sicherzustellen, dass dort keine Verspannungen auftreten. Denken Sie daran, dass dies eine entspannende Haltung sein soll, sodass sich auch der Nacken entspannt anfühlen sollte.

Sobald Sie sich die Zeit genommen haben, 3-5 Atemzüge lang Ruhe in sich zu finden, entfernen Sie Ihren rechten Arm von der Rückseite Ihres Stuhls, um Ihre Drehung zu lösen. Gönnen Sie sich einen Moment Ruhe, indem Sie sich gerade hinsetzen und den Kopf gerade halten, bevor Sie die andere Seite ausprobieren.

LEICHTERE VARIANTE

Diese Pose kann beim ersten Versuch schwer zu meistern sein, und das ist in Ordnung! Es gibt viele andere Möglichkeiten, die Pose zu üben. Für eine leichtere Variante, beim Einatmen, heben Sie die Arme über den Kopf. Sie können auf Ihrem Kopf ruhen, wenn Sie das für angenehmer halten. Halten Sie sie hier und beachten Sie die Dehnung in Ihren Oberarmen. Während Sie sich auf die Ausatmung vorbereiten, lassen Sie Ihre Arme los und bringen Sie beide an die Außenseite Ihres rechten Beins. Anstatt Ihren rechten Arm auf der Rückenlehne des Stuhls zu ruhen. Arbeiten Sie daran, beide Handflächen flach um Ihr Bein zu legen. Sie sollten die Dehnung im unteren Rücken und in den Schultern spüren. Sie können den Oberkörper näher an die Beine bringen, indem Sie mehr Druck durch Ihre Hände ausüben, um mehr aus dieser Variante herauszuholen. Achten Sie auch hier darauf, dass Ihr Kopf in einer Linie mit Ihren Schultern ist und sich nicht anstrengt, woanders hinzusehen. Halten Sie diese Pose für ein paar Atemzüge und lassen Sie dann Ihre Arme los, um sie wieder auf den Knien Ihrer beiden Beine zur Ruhe zu bringen. Wiederholen Sie das Ganze auf der anderen Seite!

TIEFERE VARIATION

Um den seitlichen Twist zu vertiefen, können Sie wie gewohnt auf einem Stuhl sitzen. Dies wird Ihnen helfen, mehr aus Ihrem Twist herauszuholen. Wenn Sie beim Einatmen die Dehnung nicht spüren, wenn Ihre Arme gerade nach oben zeigen, versuchen Sie, sie so zu beugen, dass Ihre Handflächen Ihren Schulterblättern zugewandt sind. Dies wird in Ihrem Trizeps zu spüren sein. Während Sie ausatmen, versuchen Sie, Ihren Arm auf der Rückenlehne des Stuhls aufliegen zu lassen, wie Sie es getan haben, als der Stuhl gedreht wurde. Während Sie ein paar tiefe Atemzüge machen, sollten Sie Ihre Drehung im unteren und mittleren Rückenbereich mehr spüren. Wenn Sie können, kann sich vielleicht auch Ihr linker Arm am Stuhl festhalten und eine noch stärkere Drehung erzeugen. Diese Variante öffnet auch Ihre Hüften. Halten Sie den Kopf gerade und in einer Linie mit den Schultern.

Wiederholen Sie das Ganze auf der anderen Seite!

DINGE, DIE SIE SICH MERKEN SOLLTEN

Diese Posen sind perfekt für diejenigen, die gerade erst mit Stuhl-Yoga beginnen und wenig Erfahrung mit körperlicher Aktivität haben. In den nächsten Kapiteln werden wir uns Posen ansehen, die verschiedene Bereiche des Körpers betreffen, einschließlich der Beine, und Posen, die etwas schwieriger zu erreichen sind. Wie bei diesen Posen haben sie leichtere und tiefere Variationen, die Sie ausprobieren können, um die Pose zu finden, die perfekt zu Ihnen passt!

KAPITEL 6
LEITFADEN FÜR FORTGESCHRITTENE

Diejenigen von uns, die flexibler oder mobiler sind, könnten feststellen, dass diese Körperhaltungen perfekt zu ihnen passen. Diese Posen beeinflussen alle Teile des Körpers, die wir im vorherigen Kapitel verwendet haben, sowie unsere Beine! Schauen wir uns ein paar an!

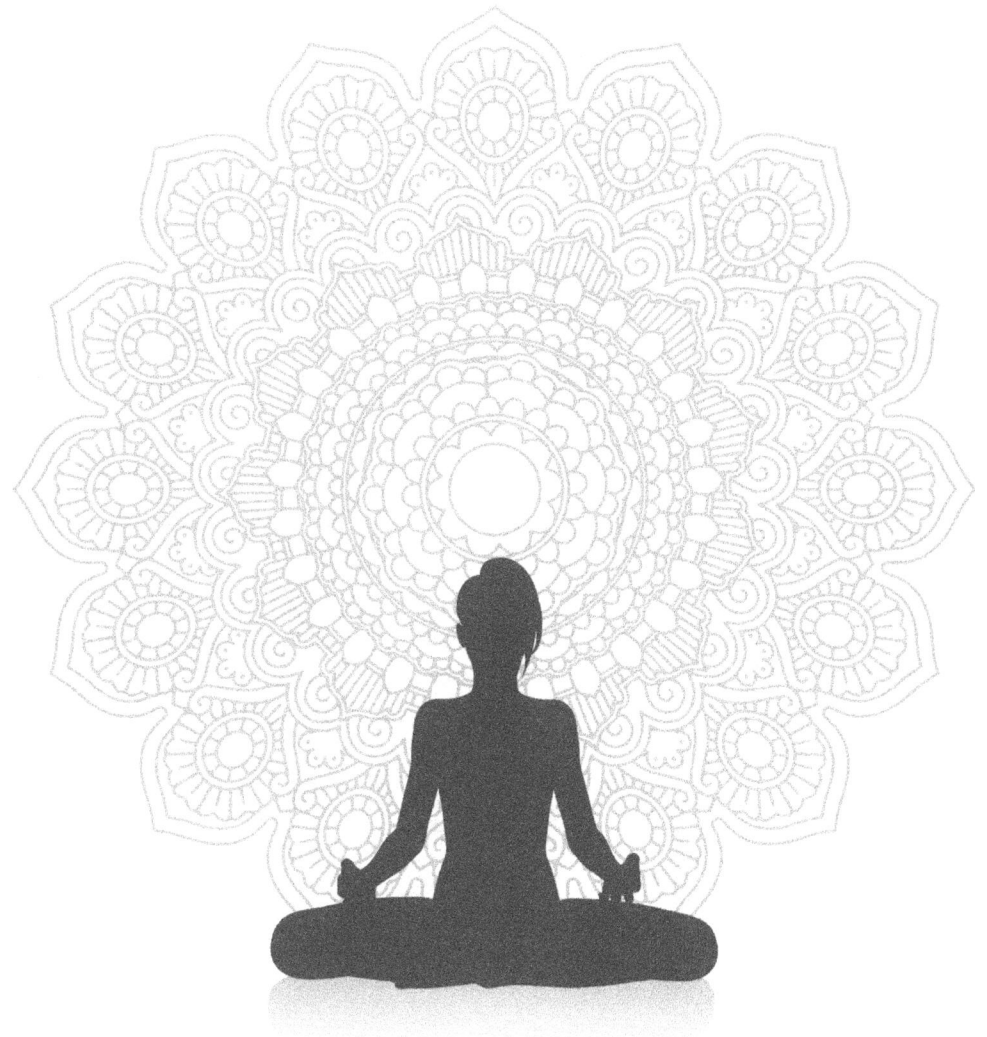

KAPITEL 6: LEITFADEN FÜR FORTGESCHRITTENE

VORBEUGE MIT TWIST

Diese Pose beinhaltet eine Mischung aus zwei Haltungen, die wir bereits betrachtet haben: Die Vorbeuge und den seitlichen Twist!

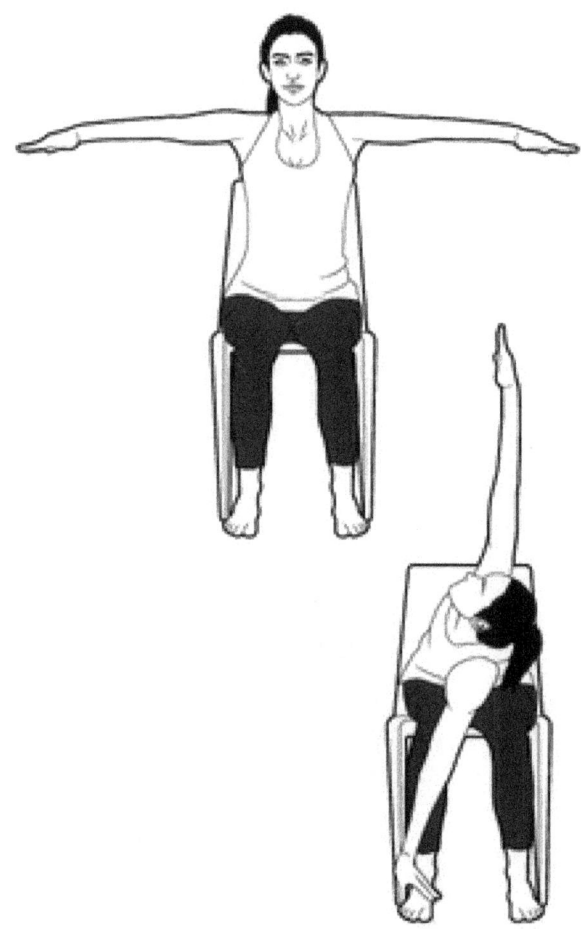

Bei dieser Pose sitzen Sie mit beiden Füßen auf dem Boden im vorderen Bereich Ihres Stuhls. Während Sie einatmen, strecken Sie die Arme seitlich aus, wobei die Handflächen senkrecht zum Boden sind. Sie sollten eine Dehnung in Ihren Unterarmen und Ihrem inneren Oberarm spüren, während Sie Ihre Arme strecken. Bringen Sie sie über Ihren Kopf, Ihre Handflächen zeigen zum Himmel.

Wenn Sie Ihren Atem lösen, drehen Sie Ihren Körper, während Sie Ihrem Oberkörper nach vorn beugen. Die linke Seite Ihres Bauches trifft auf Ihre Beine und Ihr linker Arm greift nach dem Boden. Halten Sie Ihren rechten Arm zum Himmel gerichtet. Die Schultern öffnen sich zur rechten Seite, sodass Sie eine tiefe Dehnung in Armen, Hüften, Rücken und Schultern spüren. Nehmen Sie tiefe Atemzüge. Kehren Sie in Ihre gerade sitzende Haltung zurück und wiederholen Sie diese Haltung auf der anderen Seite.

LEICHTERE VARIANTE

Um eine leichtere Variante dieser Vorbeuge-Drehung zu erreichen, können Sie sich weiter in Ihrem Stuhl zurücklehnen, um mehr Rückenunterstützung zu erhalten. Atmen Sie ein und strecken Sie Ihre Arme so hoch, wie Sie können. Wenn Sie Ihre Handflächen bequem senkrecht zum Boden halten können, versuchen Sie das. Wenn nicht, platzieren Sie Ihre Handflächen parallel zum Boden, um Ihre Oberarme ausgestreckt zu halten. Wenn Sie ausatmen, legen Sie Ihre Hände nicht auf den Boden, sondern legen Sie Ihre linke Hand auf Ihr rechtes Bein und strecken Sie Ihren rechten Arm zum Himmel. Drehen Sie Ihren Körper und bringen Sie Ihre Schultern zur rechten Seite. Nacken und Kopf sollten folgen. Beugen Sie Ihren Körper so weit wie möglich nach vorn und spüren Sie die Dehnung in Rücken, Hüfte und Schultern.

TIEFERE VARIATION

Wenn Sie feststellen, dass Sie die Dehnung in dieser Pose nicht spüren, können Sie die Bewegung vertiefen, indem Sie weiter hinten in Ihrem Stuhl sitzen. Dadurch streckt sich Ihr Arm weiter, um den Boden vor Ihnen zu erreichen und die Dehnung zu vertiefen. Wenn Sie einatmen, können Sie ihren angehobenen Arm auch nach hinten in Richtung des gegenüberliegenden Beins strecken. Sie werden eine tiefere Dehnung in Ihrem Bizeps und Ihrer Schulter spüren! Wenn Sie ausatmen und in Ihre Vorbeuge kommen, können Sie eine tiefere Dehnung erreichen, indem Sie Ihre Beine leicht strecken. Während Sie Ihre Füße flach auf dem Boden halten und Ihre Hand zwischen Ihre Beine legen, können Sie spüren, wie sich Ihre Kniesehnen dehnen und Sie eine Ganzkörperdehnung erreichen!

KAPITEL 6: LEITFADEN FÜR FORTGESCHRITTENE

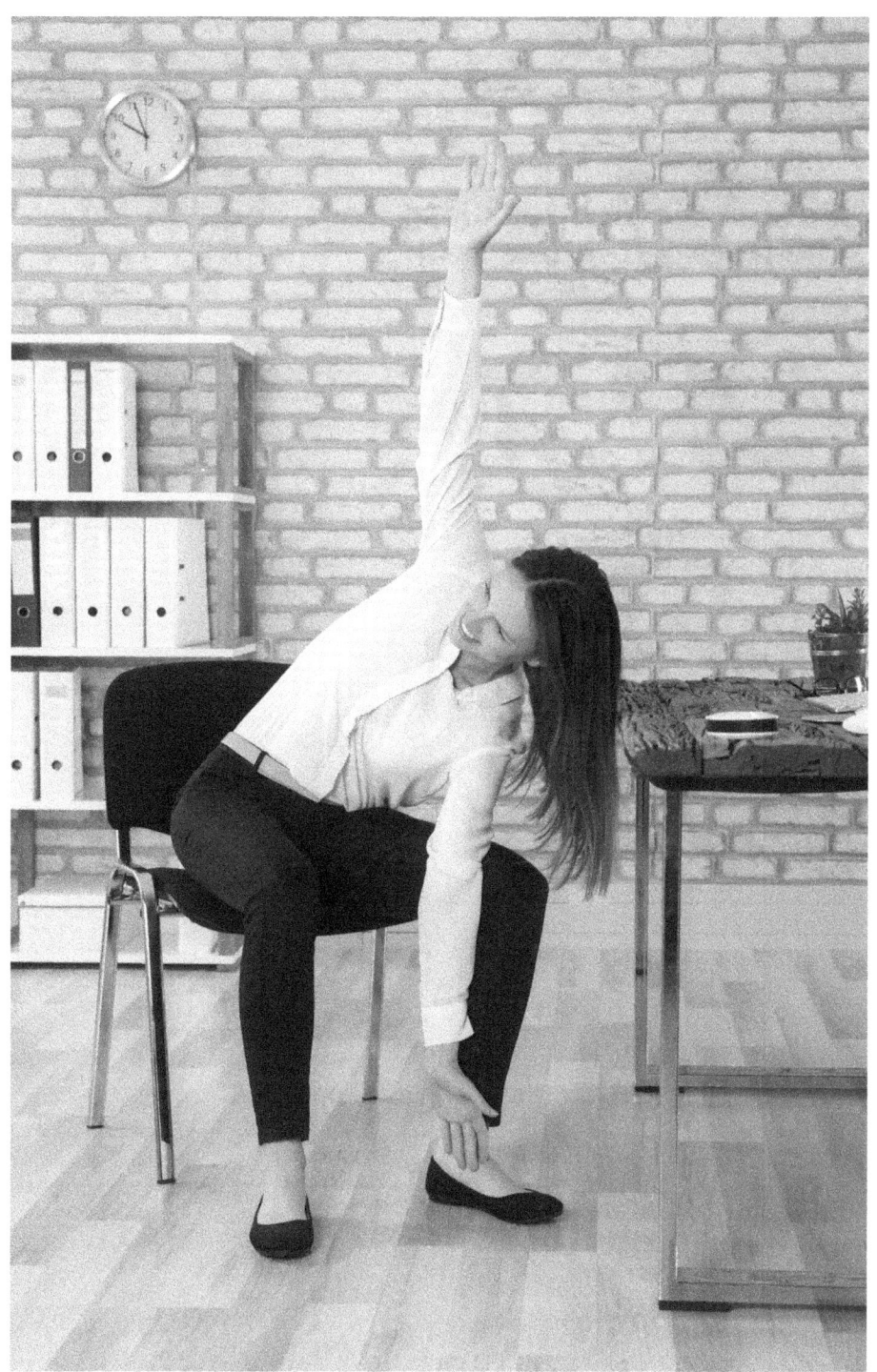

KAPITEL 6: LEITFADEN FÜR FORTGESCHRITTENE

TAUBE IM SITZEN MIT TWIST

Setzen Sie sich für diese Pose bequem auf die Rückseite Ihres Stuhls.

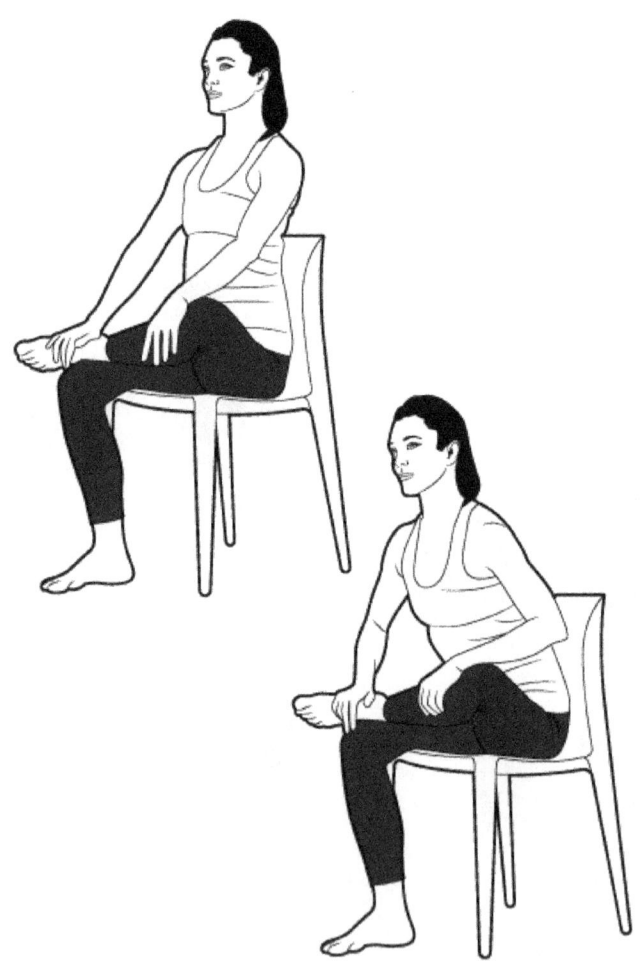

Atmen Sie tief ein, greifen Sie das linke Bein und legen Sie den Knöchel auf den Oberschenkel des rechten Beins. Sie sollten eine Dehnung in Ihren Hüften spüren, wenn sie sich öffnet. Diese Pose wird Tauben-Pose genannt, und Sie können sich hier ein paar volle Atemzüge entspannen, bevor Sie mit dem Rest der Haltung fortfahren.

Als Nächstes werden wir in eine weitere Drehung gehen. Legen Sie Ihre linke Hand auf Ihren rechten Oberschenkel und ziehen Sie gegen ihn. Ihr rechter Arm sollte auf Ihrer rechten Seite in Richtung Ihres unteren Rückens reichen. Ihre Schultern und Wirbelsäule drehen sich natürlich nach rechts und öffnen Ihre Brust. Halten Sie Ihren Kopf in einer Linie mit Ihren Schultern, während Sie gleichmäßig ausatmen. Diese Drehung aktiviert Ihre Schulter- und Rückenmuskulatur!

Kehren Sie zu einer geraden Tauben-Pose zurück, nachdem Sie ein paar Atemzüge gemacht haben. Versuchen Sie bei der nächsten Pose die Drehung auf der anderen Seite und wechseln Sie das angewinkelte Bein, um beide Seiten der Hüfte zu öffnen!

LEICHTERE VARIANTE

Wenn diese Tauben-Pose mit Twist zu viel auf einmal ist, können Sie beide Posen separat ausprobieren. Beide werden verschiedene Muskeln im Körper trainieren, und Sie werden in der Lage sein, sie getrennt zu meistern, bevor Sie sie zusammen ausprobieren. Eine andere Möglichkeit, die Last dieser Haltung zu erleichtern, besteht darin, die Beine übereinander zu schlagen, wie Sie es tun würden, wenn Sie in einem schicken Restaurant sitzen würden. Atmen Sie tief ein, ziehen Sie Ihr linkes Bein über Ihr rechtes Bein und bewahren Sie eine starke gerade Haltung. Dadurch wird die Hüfte nicht ganz geöffnet, aber es wird nicht so anstrengend für den Muskel sein, als wenn der Knöchel flach auf

Ihrem Oberschenkel liegt. Beim Ausatmen können Sie es auch mit dem Twist versuchen. Sie können die gleichen Variationen an Ihrem Twist vornehmen, indem Sie dem Unterkapitel Leichtere Variationen im Abschnitt Sitzender Twist des vorherigen Kapitels folgen.

TIEFERE VARIATION

Um diese Dehnung zu vertiefen, probieren Sie diese Variante aus. Halten Sie Ihren Oberkörper beim Einatmen aufrecht. Anstatt den Knöchel auf dem gegenüberliegenden Bein ruhen zu lassen, versuchen Sie, Ihre Wade zum gegenüberliegenden Bein zu bringen. Sie können helfen, diesen Teil des Beins zur Seite zu bringen, indem Sie Ihren gebeugten Fuß in Richtung Ihres Oberkörpers ziehen. So verlängern Sie die Dehnung in Ihrer Hüfte. Alternativ können Sie Ihren Knöchel auf dem gegenüberliegenden Oberschenkel ruhen lassen, aber mit einer Hand das gebeugte Knie in Richtung Boden drücken. Dies hilft auch, die Dehnung in der Hüfte zu vertiefen.

Wenn Sie während Ihrer Drehung ausatmen, können Sie versuchen, Ihren Arm weiter hinter Ihnen zu erreichen. Wenn Sie können, greifen Sie nach der gegenüberliegenden Seite des Stuhls und drehen Sie Ihren Körper weiter, indem Sie Druck auf diesen Arm erhöhen. Halten Sie den Kopf nach oben und vermeiden Sie Ihren Nacken zu verkrampfen.

KAPITEL 6: LEITFADEN FÜR FORTGESCHRITTENE

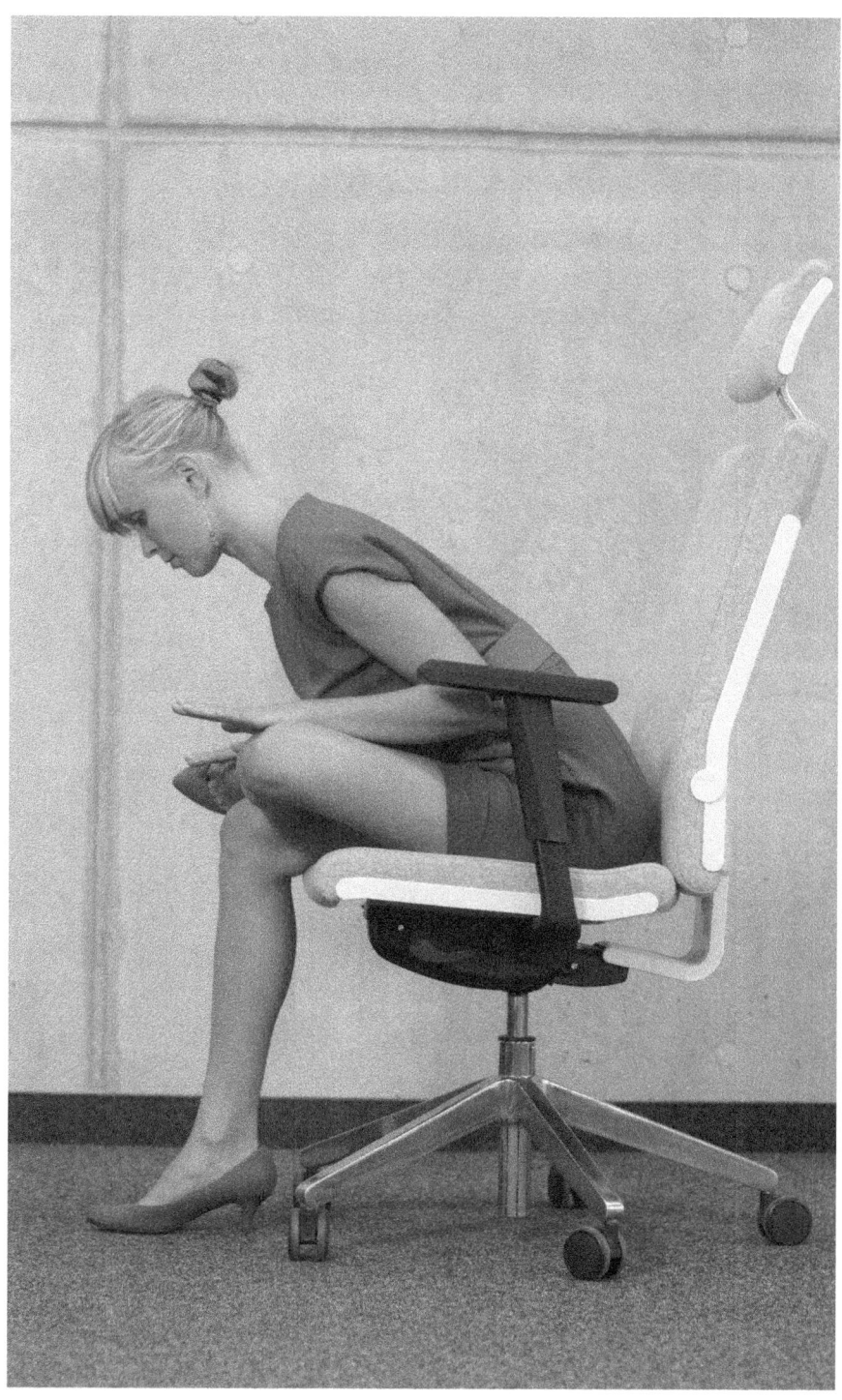

KAPITEL 6: LEITFADEN FÜR FORTGESCHRITTENE

HERABSCHAUENDER HUND

Der Downward Dog ist eine berühmte Yoga-Pose, von der sicher jeder weiß. Es ahmt im Wesentlichen nach, wie ein Hund beim Dehnen aussieht.

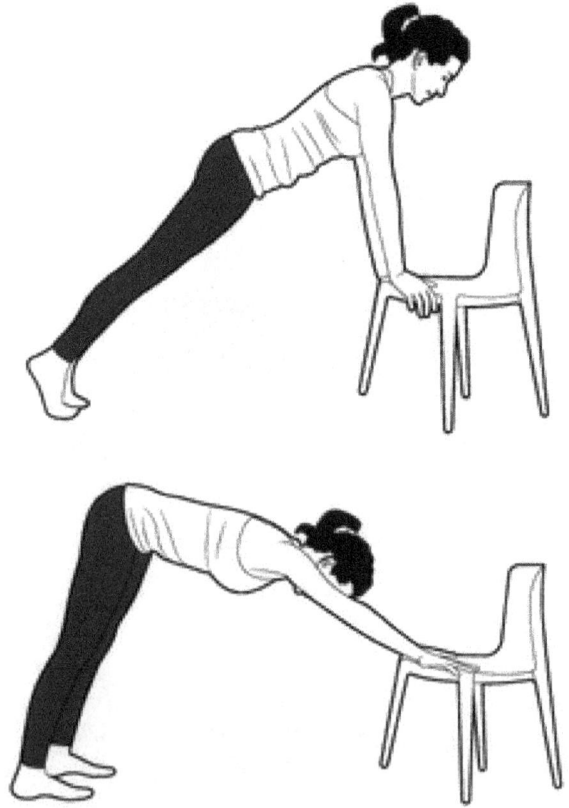

Für diese Pose stehen Sie zunächst auf und richten sich mit Ihrem Gesicht direkt zu Ihrem Stuhl. Atmen Sie tief durch die Nase ein und stehen Sie gerade. Finden Sie Ihr Gleichgewicht in Ihrer Haltung und schweigen Sie für einen Moment.

Wenn Sie bereit sind auszuatmen, beugen Sie Ihren Körper nach vorn, um nach dem Fuß des Stuhls zu greifen. Gehen Sie langsam mit den Füßen von sich weg, bis die gewünschte Dehnung erreicht ist. Beim Yoga mit Matten berühren Ihre Hände den Boden, aber dies ist eine leichter zugängliche Möglichkeit, um die Pose zu erreichen. Finden Sie Gleichgewicht und Stille in der Haltung und entspannen Sie Ihren Körper für 3–5 Atemzüge. Sie sollten die Dehnung in Ihren Oberschenkelmuskeln, Waden, Hüften und Schultern spüren. Lassen Sie den Kopf in Richtung Boden fallen und halten Sie ihn entspannt. Versuchen Sie, Verspannungen oder Belastungen des Rückens zu vermeiden, indem Sie Ihr Gewicht auf die Füße konzentrieren. Gerade bei dieser Pose sollten Sie darauf achten, dass Ihr Körpergewicht in den Füßen liegt. Dies liegt daran, dass der Stuhl rutschen könnte, wenn Sie zu viel Gewicht in Ihre Hände legen. Wenn der Stuhl wegrutscht, können Sie ein schweres Buch oder einen anderen Gegenstand auf den Sitz legen, um zu verhindern, dass er sich bewegt.

LEICHTERE VARIANTE

Wenn diese Haltung für Sie schwierig ist, betrachten Sie diese leichtere Variante. Anstatt den Stuhl Ihnen zugewandt zu haben, können Sie ihn umdrehen, so dass die Rückenlehne des Stuhls zu Ihnen zeigt.

Während Sie in die Pose gehen, finden Sie einen Moment der Ruhe, und nehmen Sie Ihre Umgebung mit Ihren Sinnen wahr. Wenn Sie zum Ausatmen bereit sind, legen Sie Ihre Hände oben auf die Rückseite des Stuhls und finden Sie von dort aus Ihre nach unten gerichtete herabschauender Hund-Pose. Wenn Sie Ihre Hände auf einem höheren Niveau halten, wird die Beugung, die Sie in Ihren Beinen und Schultern spüren, erleichtert. Achten Sie auch bei dieser Bewegung auf die Art des Stuhls, den Sie verwenden, da das Auflegen Ihres Gewichts auf die Rückenlehne eines Stuhls dazu führen kann, dass er umkippt, was zu Verletzungen führen kann. Achten Sie darauf, wie Ihr Gewicht verteilt wird, und streben Sie danach, es in Ihren Füßen zu konzentrieren. Wenn es für Sie bequemer ist, können Sie Gewicht hinzufügen oder einen stabileren Stuhl finden.

TIEFERE VARIATION

Um den herabschauenden Hund in Ihren Schultern zu vertiefen, können Sie den Stuhl wie für die leichtere Variante umdrehen. Wenn Sie sich in die Position Ihres herabschauenden Hundes bewegen, senken Sie Ihren Kopf so tief wie möglich. Wenn Ihre Hände an einem höheren Punkt beginnen, kann die Dehnung vertieft werden, indem Sie sich weiter nach unten bewegen. Halten Sie Nacken und Kopf locker und entspannt, um sich nach dieser Pose gut zu fühlen. Sie werden eine tiefere Dehnung in Ihren Schultern spüren.

Wenn Sie die Dehnung in den Beinen vertiefen möchten, können Sie versuchen, eine Ihrer Fersen vom Boden abzuheben, während Sie sich in der Position des herabschauenden Hundes befinden. Dabei gräbt er sich mit der gegenüberliegenden Ferse weiter in den Boden und Sie spüren eine tiefe Dehnung in Ihrer Wade. Denken Sie daran, Ihr Gewicht in die Füße zu verlagern, um ein Verrutschen oder Kippen des Stuhls zu vermeiden. Wechseln Sie die Seiten, langsam oder schneller, je nach Ihrem Wohlbefinden.

DINGE, DIE SIE SICH MERKEN SOLLTEN

Obwohl diese Posen als intermediär betrachtet werden, hat jeder unterschiedliche Stärken! Es kann also sein, dass Sie vielleicht auf dem gleichen Level wie andere befinden, jedoch kann jemand die Posen für schwieriger empfinden als Sie oder umgekehrt. Jede Pose wird Übung brauchen, um sie zu meistern, aber mit ein wenig Zeit werden Sie feststellen, dass sie weniger wehtun, und Sie viel flexibler, ausgeglichener und mobiler geworden sind! Sobald Sie sich mit diesen Haltungen wohl fühlen und die tieferen Variationen ausprobiert haben, können Sie einige der fortgeschrittenen Haltungen ausprobieren, die im nächsten Kapitel erläutert werden.

KAPITEL 7
FORTGESCHRITTENER LEITFADEN

Diese Haltungen sind für diejenigen, die Stuhl-Yoga bereits für eine Weile betreiben und versuchen, eine tiefe Dehnung herauszuholen. Wir werden alle Teile des Körpers bearbeiten, mit einem Fokus auf Balance. Wie immer gibt es Variationen, um die Haltung leichter zu machen oder zu vertiefen, denen Sie folgen können, je nach Ihren Fähigkeiten und Ihrem Komfortniveau.

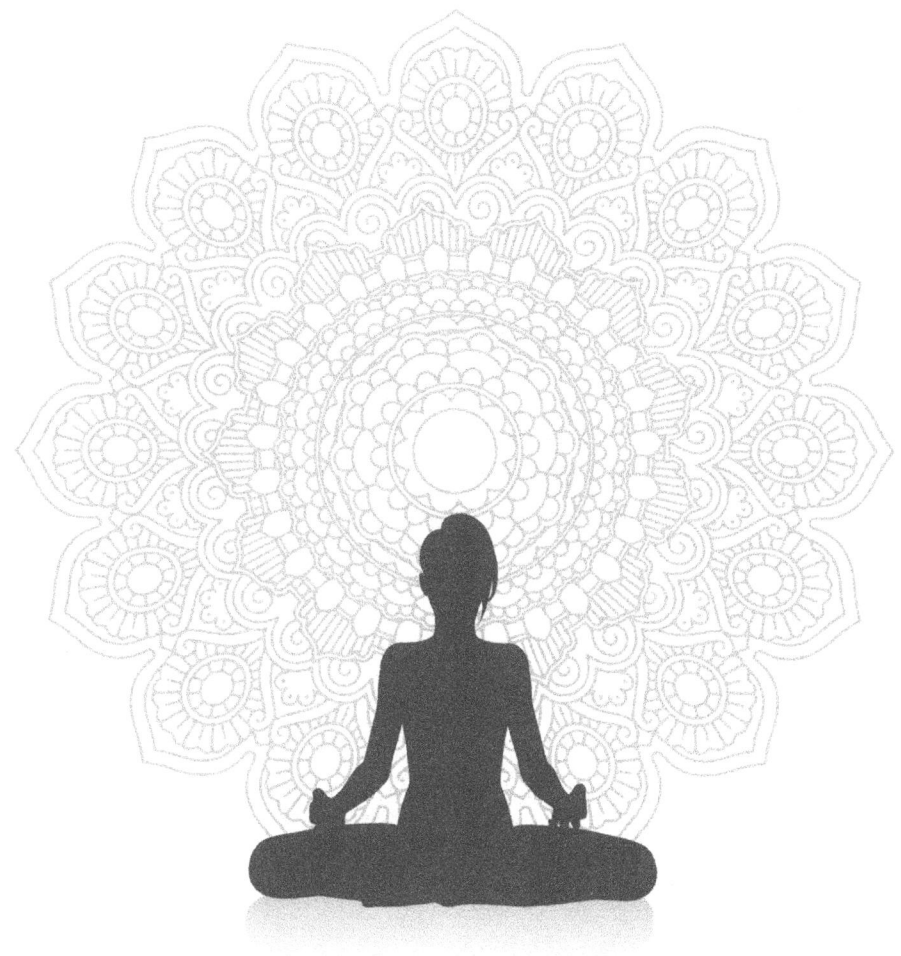

KAPITEL 7: FORTGESCHRITTENER LEITFADEN

FUSS-ZU-SITZ-POSE

Beginnen Sie für diese Pose, indem Sie ein paar Meter von Ihrem Stuhl entfernt stehen.

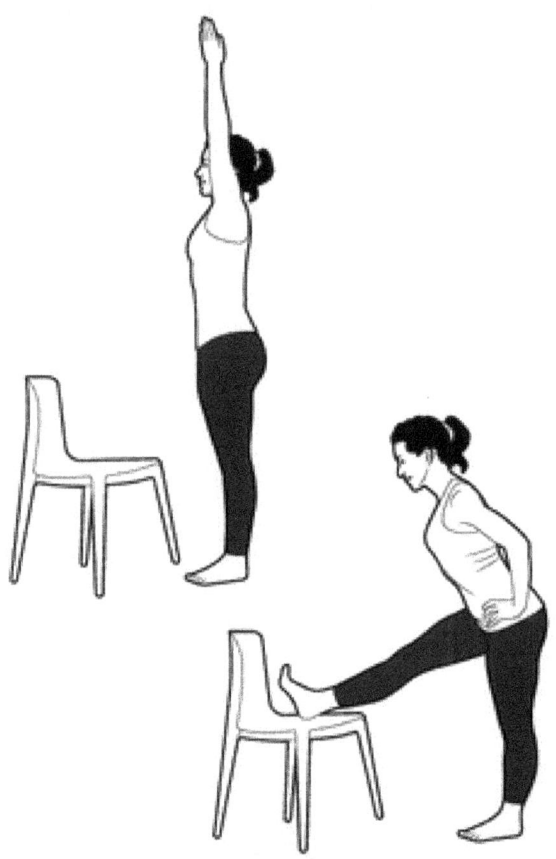

Beim Einatmen heben Sie die Hände und greifen nach dem Himmel. Sie beherrschen das Einatmen mittlerweile, da bin ich mir sicher. Denken Sie daran, Ihren Körper gerade und Ihren Kopf nach vorn zu halten. Wenn Sie zum Ausatmen bereit sind, heben Sie eines Ihrer Beine nach oben und stellen Sie die Ferse Ihres Fußes auf die Sitzfläche des Stuhls ab. Sie werden eine tiefe Dehnung in Ihrer Wade und Oberschenkelmuskulatur spüren. Bringen Sie Ihren Oberkörper und Ihre Hände nach unten, um sich auf Ihren Schienbeinen oder einem anderen Teil des Beins, der sich angenehm anfühlt, abzustützen. Achten Sie darauf, dass Sie Ihren Oberkörper gerade halten, wenn Sie sich nach unten beugen, um Ihr Bein zu treffen. Stellen Sie sich vor, dass ein langes Stück Holz an Ihrem Rücken befestigt ist und verhindert, dass Sie ihn krümmen. Diese Pose hilft, die Hüften zu öffnen und ist eine Dehnung für die Schultern sowie die Hinterseite des Beins. Atmen Sie 3-5 Mal tief ein. Wenn Sie bereit sind, bringen Sie den angehobenen Fuß zurück auf den Boden und probieren Sie die gleiche Dehnung auf der gegenüberliegenden Seite aus. Achten Sie auch hier darauf, dass Ihre Wirbelsäule bei Auf- und Abwärtsbewegungen gerade bleibt.

LEICHTERE VARIANTE

Wenn diese Haltung zu anspruchsvoll ist, folgen Sie dieser Variation. Atmen Sie normal ein und strecke Sie Ihre Arme zum Himmel. Wenn Sie sich darauf vorbereiten, in Position zu kommen, versuchen Sie, dass Fußsohle an der Kante des Stuhls abzulegen, anstatt die Ferse Ihres Fußes auf den Stuhl zu legen. Um ein Verrutschen des Stuhls zu verhindern, können Sie den Stuhl an einer Wand abstützen oder etwas Schweres darauflegen, um ihn an Ort und Stelle zu halten. Indem Sie die Fußsohle am Rand des Stuhls statt der Ferse auf der Oberseite platzieren, wird der Fuß nicht so stark gebeugt. Dies erzeugt ein leichteres Gefühl an der Wade, während der Körper dennoch eine Dehnung in den Hüften, Kniesehnen und Schultern spürt!

TIEFERE VARIATION

Wenn Sie eine tiefere Dehnung mit dieser Haltung wollen, können Sie versuchen, auf die Knie zu gehen. Sie können ein weiches Kissen, eine Decke oder eine Matte unter sich legen, wenn es zu unangenehm für Ihre Kniescheiben ist. Beginnen Sie mit den Knien auf dem Boden, ein paar Zentimeter vor Ihrem Stuhl, atmen Sie ein und heben Sie die Arme an. Während Sie sich auf die Ausatmung vorbereiten, heben Sie ein Bein an und legen Sie Ihre Ferse auf die Basis des Stuhls. Dies vertieft die Dehnung an der Rückseite Ihres Beins und öffnet auch Ihre Hüfte mehr. Sie können hier etwas wippen und versuchen, Ihren Beckenboden so tief wie möglich zu bringen. Vergessen Sie nicht, hier ein paar tiefe Atemzüge zu machen!

KAPITEL 7: FORTGESCHRITTENER LEITFADEN

KRIEGER I

Für diese Pose werden wir im Wesentlichen einen Ausfallschritt über den Stuhl machen.

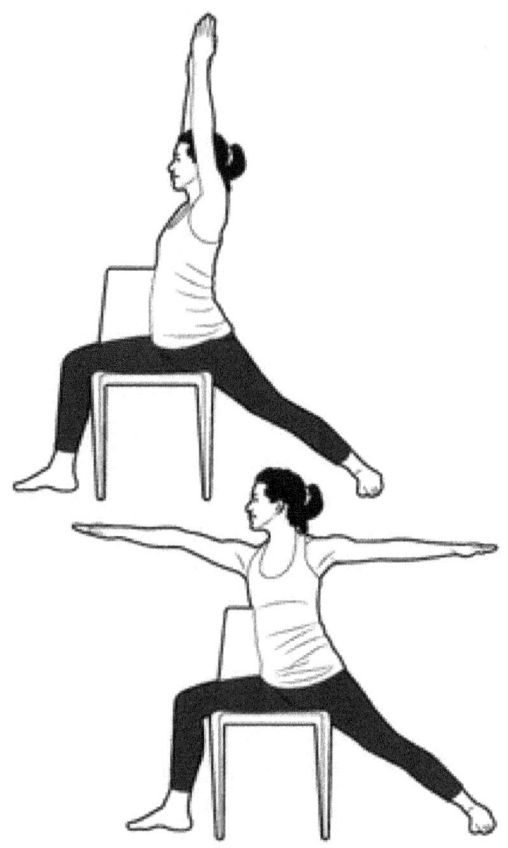

Setzen Sie sich zunächst seitlich auf Ihren Stuhl, sodass die Rückenlehne des Stuhls zur Seite zeigt. In diesem Beispiel befindet sich die Rückenlehne des Stuhls auf Ihrer rechten Seite. Anstatt beide Füße vor sich zu haben, platzieren Sie Ihren rechten Fuß gerade vor dem Stuhl und Ihren linken Fuß dahinter und gehen Sie in einen Ausfallschritt. Heben Sie Ihre linke Ferse vom Boden ab, um die stabilste und bequemste Pose zu erhalten. Bewegen Sie Ihren Körper so, dass Ihr rechter Oberschenkel auf der Sitzfläche aufliegt. Halten Sie die Hüfte gerade vor sich und blicken Sie nach vorn. Ihre

Schultern sollten der Position Ihrer Hüfte folgen. Achten Sie also darauf, dass Sie sie gerade halten, damit Ihr Kopf geradeaus bleibt. Beugen Sie den Oberkörper nach vorn, um die Dehnung in den Hüften und Schultern zu intensivieren. Richten Sie Ihre Arme gerade nach vorn und spüren Sie, wie sich Ihre Bauchmuskulatur anspannt. Nach ein paar Atemzügen lösen Sie die Pose. Machen Sie eine Pause und wenn Sie bereit sind, wiederholen Sie die Pose auf der gegenüberliegenden Seite, so dass Ihr rechtes Bein jetzt hinter Ihnen ausgestreckt ist.

LEICHTERE VARIANTE

Wenn diese Haltung zu anstrengend ist, können Sie die Dehnung erleichtern, indem Sie Ihr hinteres Bein gebeugt halten. Auf diese Weise wird mehr Gewicht zwischen den Beinen verteilt, anstatt sich auf das hintere Bein zu konzentrieren. Strecken Sie beim Einatmen die Arme nach oben, spannen Sie die Rumpfmuskulatur an und konzentrieren Sie Ihren Blick geradeaus. Wenn Sie ausatmen, können Sie Ihre Hände in die Mitte Ihres Herzens bringen, anstatt sich nach vorn zu lehnen. Legen Sie dazu Ihre Handflächen zusammen und legen Sie sie auf die Mitte Ihrer Brust. Dies wird Ihr Gleichgewicht und Ihre Rumpfkraft verbessern.

TIEFERE VARIATION

Wenn Sie diese Haltung vertiefen möchten, können Sie die Anweisungen in der Einatmung wie bei der ursprünglichen Haltung befolgen. Während Sie sich auf die Ausatmung vorbereiten, neigen Sie Ihren Körper nach hinten und öffnen Sie Ihre Brust zum Himmel, anstatt sich nach vorn zu beugen. Neigen Sie Ihren Blick nach oben, folgen Sie der Richtung Ihrer Hände und atmen Sie hier tief ein. Sie können hier Ihre Handflächen zusammenbringen, um zu versuchen, das Gleichgewicht zu finden. Diese Variante verlängert die Dehnung in Rumpf, Beinen, Hüften und Armen, während Sie an Ihrer Flexibilität arbeiten. Wenn Sie sich unsicher fühlen, können Sie Ihr hinteres Bein beugen, um mehr Gewicht auf den Stuhl zu legen. Wenn das zu einfach ist, versuchen Sie sich vom Stuhl weg zu heben, um Ihr Gleichgewicht zu trainieren.

KAPITEL 7: FORTGESCHRITTENER LEITFADEN

RÜCKWÄRTSBEUGE

Für die abschließende Haltung werden wir eine Rückwärtsbeuge versuchen.

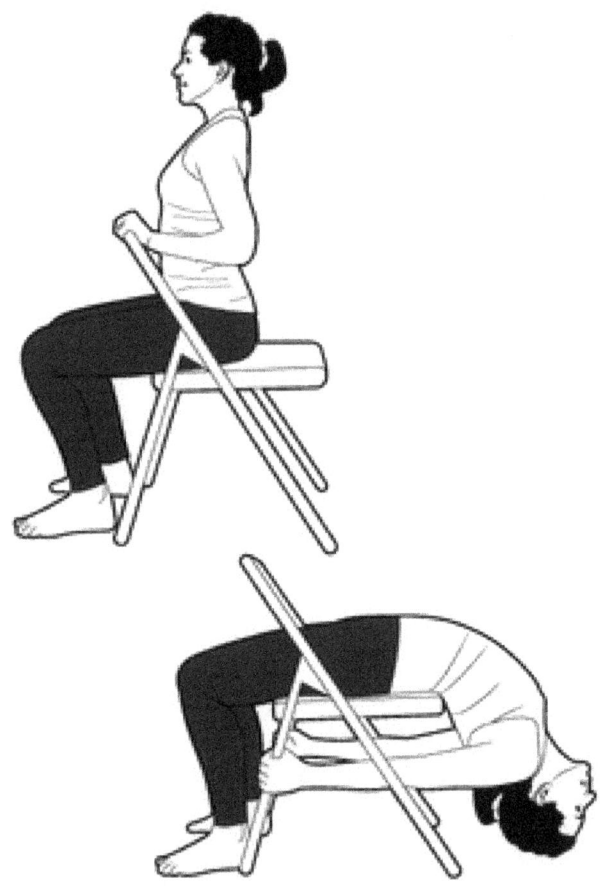

Es gibt viele verschiedene Möglichkeiten, dies zu tun, also fühlen Sie sich frei, Ihre eigene Variation auszuführen, um maximalen Komfort zu erreichen. Für heute werden wir uns drei verschiedene Möglichkeiten ansehen, um diese Haltung erfolgreich zu erreichen. Beginnen Sie damit, dass Ihr Stuhl seitlich zeigt, wie er es beim Krieger getan hat. Also, die Rückenlehne des Stuhls wird auf Ihrer Seite sein. Legen Sie als Nächstes Ihren oberen Rücken auf die Unterseite des Stuhls, so dass Ihr Bauch zum Himmel zeigt. Beugen Sie die Beine, so dass die Fußsohlen auf dem Boden stehen. Das ist die Pose! Sie sollten die Dehnung an den Rückseiten Ihrer Arme und Ihres Unterbauchs spüren. Sie können Ihren Kopf über die Stuhlkante hängen lassen, um die Rumpf- und Nackenmuskulatur zu entspannen, während Sie sich einen Moment Zeit nehmen, um tief durchzuatmen und zu meditieren.

LEICHTERE VARIANTE

Diese Pose kann ziemlich überwältigend sein. Wenn Sie eine ähnliche Rückwärtsbeuge erreichen möchten, ohne dass Sie Ihren Rücken auf die Basis des Stuhls legen müssen, können Sie normal auf Ihrem Stuhl sitzen. Bewegen Sie Ihren Körper so, dass Sie am Rand des Sitzes sitzen. Üben Sie beim Einatmen die Haltung der Kuh, die wir in Kapitel 5 gesehen haben. Während Sie ausatmen, strecken Sie beide Arme hinter sich in die Nähe der Rückenlehne des Stuhls. Sie können sich überall am Stuhl festhalten, wo Ihre Hände ihn greifen können und Ihren Rücken wölben. Dadurch wird die Brust angehoben und die Bauchmuskulatur gestreckt. Wenden Sie Ihren Blick nach oben und finden Sie hier Ihre Stille.

TIEFERE VARIATION

Um diese Haltung zu vertiefen, versuchen Sie, sich weiter auf Ihren Stuhl zu setzen, sodass Ihre untere Rückenlehne jetzt von der Basis des Stuhls gestützt wird und nicht mehr von Ihrem oberen Rücken. Dies wird Ihren Rücken natürlich näher zum Boden bringen. Während Sie ausatmen, strecken Sie Ihre Arme gerade vor sich aus und bewegen Sie Ihren Blick mit ihnen. Legen Sie Ihr Gewicht in den Stuhl, während Sie die Dehnung in Ihren Armen vertiefen. Wenn

KAPITEL 7: FORTGESCHRITTENER LEITFADEN

Sie sehr flexibel sind, positionieren Sie sich in einer vollständigen Rückbeuge, in der Ihre Handflächen flach auf dem Boden liegen. Andernfalls positionieren Sie Ihren Körper so, dass Sie sich bequem in der Position entspannen können, während Sie eine tiefe Dehnung in Rücken, Armen und Hals spüren.

DINGE, DIE SIE SICH MERKEN SOLLTEN

Obwohl diese als härtere Stuhl-Yoga-Positionen betrachtet werden, wie im vorherigen Kapitel erwähnt, wird jeder seine eigene Meinung haben! Denken Sie daran, auf Ihren Körper zu hören. Er kennt Sie schließlich am besten!

KAPITEL 8
COOL DOWN

Offensichtlich gibt es unzählige weitere Stuhl-Posen, an denen man arbeiten und die man im Bereich des Yoga meistern kann. Ich habe einige der Hauptposen erwähnt, die von einfachen Anfängerposen bis zu den härteren reichen, bei denen es länger dauert, um sie zu meistern. Obwohl Yoga nicht zu anstrengend für den Körper sein soll, funktioniert es, indem es Ihre Herzfrequenz erhöht und Ihre Blutzirkulation ankurbelt. Aus diesem Grund ist es wichtig, sich etwas Zeit zu nehmen, um sich wieder abzukühlen.

SAVASANA

Viele Yogis tun das, was Leichen-Pose oder das Sanskrit-Wort Savasana genannt wird, um das Ende ihrer Yoga Session zu markieren. Dies liegt daran, dass es sich um eine sehr entspannende Haltung handelt, die es Ihnen ermöglicht, sich auf das Meditieren zu konzentrieren. Für Stuhl-Yoga werden wir eine Leiche sein, die auf einem Stuhl sitzen kann!

Atmen Sie für diese Pose tief ein und halten Sie Ihren Körper aufrecht. Legen Sie die Handflächen auf die Knie und stellen Sie die Füße auf den Boden. Ziehen Sie sich mit erhobenem Kinn so hoch, wie Sie können. Halten Sie Ihren Rücken gegen den Stuhl, um Ihren Körper gerade in einer Linie zu halten. Finden Sie Stille in dieser Pose und konzentrieren Sie sich auf Ihre Atmung. Arbeiten Sie an Ihre Box-Atemtechnik, während Sie zum Frieden mit sich selbst kommen.

KAPITEL 8: COOL DOWN

NAMASTE

Ein bekanntes Wort, das wir sagen, bevor wir mit unseren Tagen fortfahren, ist Namaste. Dies ist ein Sanskrit-Wort, das bedeutet: "Ich verbeuge mich vor dir." Es wird oft als Begrüßung verwendet; im Yoga beendet es jedoch die Praxis. Wir sagen es, um uns selbst und anderen für die Teilnahme zu danken. Also, bevor Sie Namaste sagen, danken Sie sich selbst, dass Sie getan haben, was Sie gerade getan haben. Danken Sie sich selbst, dass Sie freundlich zu Ihrem Körper sind. Sagen Sie sich selbst, dass Sie stark, fähig und mächtig sind. Sie sind großartig.

FAZIT UND ZUSAMMENFASSUNG

Geschafft! Sie sind auf Ihrem Weg, ein Meister-Stuhl-Yogi zu werden. Wie fühlt es sich an?

Dieses Buch hat sich mit den Grundkenntnissen befasst, warum Yoga wichtig ist, was Folgendes beinhaltet (aber nicht darauf beschränkt ist):

- Besseren Schlaf
- Bessere Haltung
- Bessere Balance/Stabilität
- Höhere Flexibilität
- Bessere Mobilität
- Ein stärkeres, gesünderes Herz
- Weniger Schmerzen
- Präsenter werden
- Meditation
- Verringerung von Angst- und Depressionssymptomen

Wie Sie sehen können, ist Yoga sowohl für unser geistiges als auch für unser körperliches Wohlbefinden sehr gut. Egal, ob Sie gerade erst anfangen oder Yoga für eine Weile praktiziert haben, es gibt immer eine Pose, die Sie einnehmen können. Es ist sehr entgegenkommend für alle Level und Altersgruppen, so dass diese Kunst vielseitig und für jeden geeignet ist.

Es ist so einfach, sich mit allem abzulenken, was auf der Welt passiert. Wir werden gestresster, ängstlicher, überwältigter und trauriger, wenn wir uns von unseren Emotionen übernehmen lassen. Yoga ermöglicht

FAZIT UND ZUSAMMENFASSUNG

es uns, einen Schritt dahin zu machen, uns auf den gegenwärtigen Moment zu konzentrieren. Sich auf unsere Atmung zu konzentrieren und in der Lage zu sein, unsere Gedanken für eine bestimmte Zeit wegzulenken, ist eine sehr nützliche Praxis, die wir in unserem täglichen Leben anwenden können. Yoga zu meistern bedeutet, Meditation zu meistern, und Sie müssen kein Yoga machen, um zu meditieren. Wenn Sie kurz vor einem Vorstellungsgespräch, einem ersten Date, einer großen Prüfung usw. stehen, machen Sie einen Schritt zurück, konzentrieren Sie sich auf Ihre Atmung und klären Sie Ihren Geist. Sie werden augenblicklich weniger besorgt darüber sein, was die Zukunft zu bieten hat, und werden in der Lage sein, gegenwärtig und friedlicher zu leben.

Klopfen Sie sich selbst auf die Schulter, weil Sie Stuhl-Yoga ausprobiert haben! Sie verbessern aktiv Ihren Körper und Geist. Viel Glück auf Ihrem Weg Stuhl-Yoga zu meistern.

Namaste.

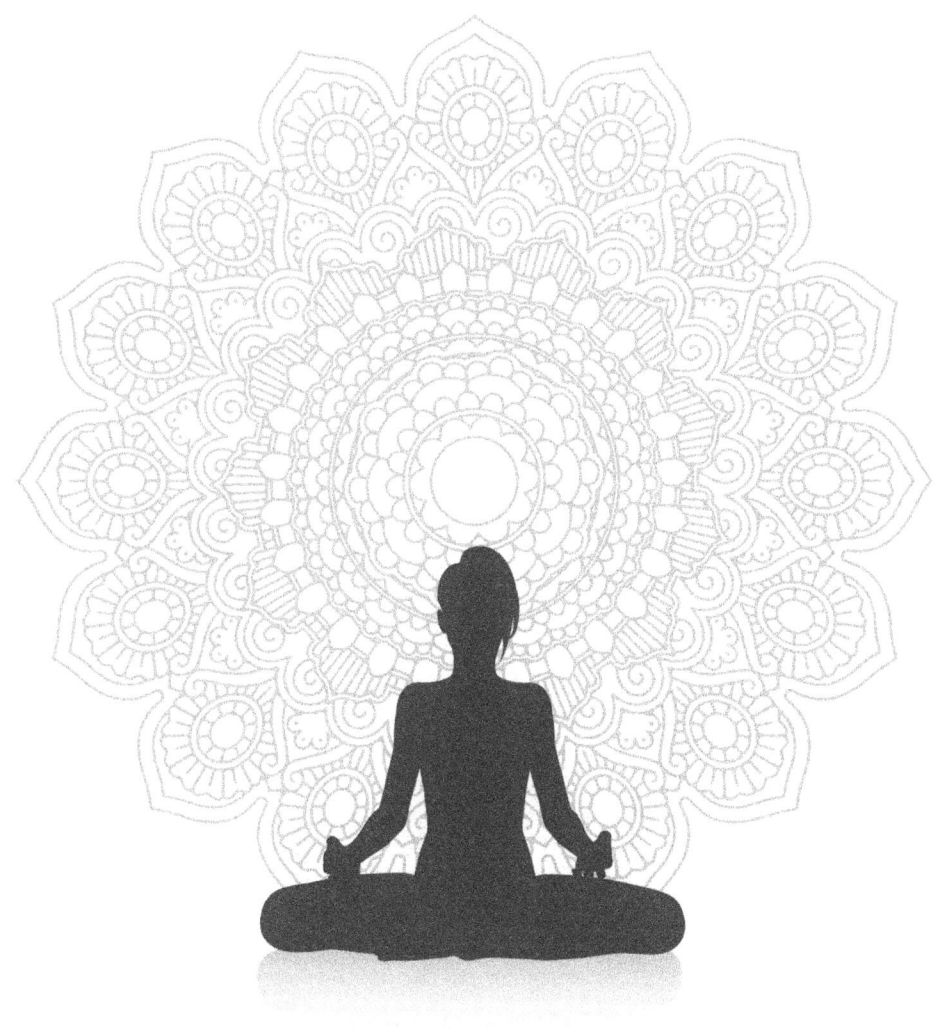

LITERATURVERZEICHNIS

Anand, P. (2020, August 14). Chair Yoga for Seniors: 7 Poses To Support Mobility | Snug. Snug Safety. https://www.snugsafe.com/all-posts/chair-yoga-for-seniors

Antanaityte, N. (n.d.). Mind Matters: How To Effortlessly Have More Positive Thoughts | TLEX Institute. TLEX Institute. https://tlexinstitute.com/how-to-effortlessly-have-more-positive-thoughts/#:%7E:text=Tendencies%20of%20the%20mind&text=It%20was%20found%20that%20the,to%2060%2C000%20thoughts%20per%20day

Brownson, R. C., Boehmer, T. K., & Luke, D. A. (2005). DECLINING RATES OF PHYSICAL ACTIVITY IN THE UNITED STATES: What Are the Contributors? Annual Review of Public Health, 26(1), 421–443. https://doi.org/10.1146/annurev.publhealth.26.021304.144437

Chair Seated Twists Yoga | Yoga Sequences, Benefits, Variations, and Sanskrit Pronunciation. (2020, November 4). Tummee.Com. https://www.tummee.com/yoga-poses/chair-seated-twists

Harvard Health. (2019, September 25). The importance of stretching. https://www.health.harvard.edu/staying-healthy/the-importance-of-stretching

Harvard Health. (2021, June 12). Yoga for better mental health. https://www.health.harvard.edu/staying-healthy/yoga-for-better-mental-health

Head Down Chair Yoga (Seated Forward Fold Pose on Chair) | Yoga Sequences, Benefits, Variations, and Sanskrit Pronunciation. (2020, November 3). Tummee.Com. https://www.tummee.com/yoga-poses/head-down-chair

Kovar, E. (2015, June 18). Chair Yoga Poses | 7 Poses for Better Balance. Ace Fitness. https://www.acefitness.org/education-and-resources/lifestyle/blog/5478/chair-yoga-poses-7-poses-for-better-balance/

Link, M. R. S. (2017, August 30). 13 Benefits of Yoga That Are Supported by Science. Healthline. https://www.healthline.com/nutrition/13-benefits-of-yoga#TOC_TITLE_HDR_6

Pitko, C. (2021, May 2). 5 Chair Yoga Poses for All Ages and Practice Levels. DoYou. https://www.doyou.com/5-chair-yoga-poses-for-yogis-of-all-ages-and-practice-levels-57559/

Pizer, A. (n.d.). 10 Yoga Poses You Can Do in a Chair. Verywell Fit. Retrieved August 11, 2021, from https://www.verywellfit.com/chair-yoga-poses-3567189

LITERATURVERZEICHNIS

Ramanathan, M., Bhavanani, A. B., & Trakroo, M. (2017). Effect of a 12-week yoga therapy program on mental health status in elderly women inmates of a hospice. International journal of yoga, 10(1), 24–28. https://doi.org/10.4103/0973-6131.186156

Suni, E. (2021, February 8). Sleep Statistics. Sleep Foundation. https://www.sleepfoundation.org/how-sleep-works/sleep-facts-statistics

The Yoga-Heart Connection. (n.d.). Johns Hopkins Medicine. Retrieved August 11, 2021, from https://www.hopkinsmedicine.org/health/wellness-and-prevention/the-yoga-heart-connection

Thorpe, M., MD PhD. (2020, October 27). 12 Science-Based Benefits of Meditation. Healthline. https://www.healthline.com/nutrition/12-benefits-of-meditation#2.-Controls-anxiety

Walters, M. (2020, July 9). Why You Don't Need to Be Gumby: Mobility vs. Flexibility. Healthline. https://www.healthline.com/health/exercise-fitness/why-you-dont-need-to-be-gumby-mobility-vs-flexibility#Flexibility-vs.-mobility

Warrior Pose I Chair Variation Yoga (Virabhadrasana I Chair Variation) | Yoga Sequences, Benefits, Variations, and Sanskrit Pronunciation. (2020, October 16). Tummee.Com. https://www.tummee.com/yoga-poses/warrior-pose-i-chair-variation

Waterstone on Augusta. (2020, December 23). The Benefits of Chair Yoga. https://www.waterstoneonaugusta.com/the-benefits-of-chair-yoga/

What does namaste mean (2019, January 13). Namaste Meaning. YOGATEKET. Yogateket. https://www.yogateket.com/blog/namaste-meaning-what-you-need-to-know

Williams, S. (2021, March 31). Top 15 Chair Yoga Poses That Anyone Can Practice. YOGA PRACTICE. https://yogapractice.com/yoga/chair-yoga-poses/

Wilson, K. (2015, September 16). How to Avoid Hyperextending Elbows in Yoga Poses. DoYou. https://www.doyou.com/how-to-avoid-hyperextending-elbows-in-yoga-poses-99723/

www.ingramcontent.com/pod-product-compliance
Lightning Source LLC
Chambersburg PA
CBHW050841040426
42333CB00058B/387